Hyatt

Guía práctica para la interpretación de las pruebas de la función
PULMONAR

5.ª EDICIÓN

Paul D. Scanlon, MD
Consultant
Division of Pulmonary and Critical Care Medicine
Mayo Clinic
Professor of Medicine
Mayo Clinic College of Medicine
Rochester, Minnesota

Robert E. Hyatt, MD
Emeritus Consultant (Deceased)
Division of Pulmonary and Critical Care Medicine
Mayo Clinic
Emeritus Professor of Medicine and Physiology
Mayo Clinic College of Medicine
Rochester, Minnesota

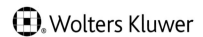

Wolters Kluwer

Philadelphia • Baltimore • New York • London
Buenos Aires • Hong Kong • Sydney • Tokyo

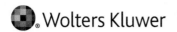

Av. Carrilet, 3, 9.ª planta, Edificio D - Ciutat de la Justícia
08902 L'Hospitalet de Llobregat, Barcelona (España)
Tel.: 93 344 47 18   Fax: 93 344 47 16   e-mail: consultas@wolterskluwer.com

Revisión científica
Rodolfo Cano Jiménez
Director General de Políticas de Investigación en Salud, Secretaría de Salud, México

Traducción
Eduardo Besares Coria
Editor y traductor profesional

Dirección editorial: Carlos Mendoza
Editora de desarrollo: Núria Llavina
Gerente de mercadotecnia: Simon Kears
Cuidado de la edición: Doctores de Palabras
Adaptación de portada: Alberto Sandoval
Impresión: C&C Offset Printing Co. Ltd. / Impreso en China

Agradecimientos

Gracias a Lisa R. Gilbertson por su contribución como secretaria. Sin la ayuda de Kenna Atherton, Jane M. Craig y Leann Stee en la Sección de Publicaciones Científicas, este libro no habría llegado a buen puerto. Gracias a los hijos del Dr. Hyatt, los Dres. Amanda Hyatt y Mark C. Hyatt, por su continuo apoyo. Agradecemos especialmente a nuestros técnicos de función pulmonar por su excelente trabajo. Por último, gracias a mi esposa, Maggie, por su apoyo y por su paciencia casi infinita.

Sobre la portada: las ilustraciones representan los dos principales procesos patológicos que contribuyen a la limitación del flujo de aire en la enfermedad pulmonar obstructiva crónica. El desarrollo del enfisema, a la izquierda, contribuye a la pérdida de la retracción elástica, que es la principal presión impulsora del flujo de aire espiratorio. A la derecha, la contracción del músculo liso de las vías respiratorias, el engrosamiento de la pared de estas últimas debido a la inflamación y la hipersecreción mucosa contribuyen al estrechamiento de las vías respiratorias, lo que aumenta la resistencia al flujo de aire. La curva de flujo-volumen muestra una limitación del flujo de aire central que afecta tanto al flujo inspiratorio como al espiratorio, pero que limita más gravemente el flujo inspiratorio y, por lo tanto, es probable que sea una limitación extratorácica o de las vías respiratorias superiores.

Lista de abreviaturas

(A-a) DO$_2$	Diferencia entre las presiones de oxígeno del aire alveolar y de la sangre arterial
CCW	Distensibilidad de la pared torácica
CL	Distensibilidad pulmonar
CL$_{dyn}$	Distensibilidad pulmonar dinámica
CL$_{stat}$	Distensibilidad pulmonar estática
COHb	Carboxihemoglobina
CPT	Capacidad pulmonar total
CR	Cociente respiratorio
CRF	Capacidad residual funcional
Crs	Distensibilidad estática de todo el aparato respiratorio
CV	Capacidad vital
CVF	Capacidad vital forzada espiratoria
CVI	Capacidad vital inspiratoria
CVL	Capacidad vital lenta
DL	Capacidad de difusión pulmonar
DLCO	Capacidad de difusión pulmonar para el monóxido de carbono
DLCO-UsR	Método de una sola respiración para estimar la capacidad de difusión pulmonar para el monóxido de carbono
EPOC	Enfermedad pulmonar obstructiva crónica
F	Femenino
FEF	Flujo espiratorio forzado
FEF$_{25}$	Flujo espiratorio forzado después de haber exhalado el 25% de la capacidad vital forzada
FEF$_{25-75}$	Flujo espiratorio forzado sobre el 50% medio de la capacidad vital forzada
FEF$_{50}$	Flujo espiratorio forzado después de haber exhalado el 50% de la capacidad vital forzada
FEF$_{75}$	Flujo espiratorio forzado después de haber exhalado el 75% de la capacidad vital forzada
FEF$_{máx}$	Flujo espiratorio forzado máximo
FEP	Flujo espiratorio pico

FIF_{50}	Flujo inspiratorio forzado después de haber inhalado el 50% de la capacidad vital forzada
FIM	Flujo inspiratorio máximo
FiO_2	Fracción inspirada de oxígeno
FV	Flujo-volumen
Hb	Hemoglobina
IMC	Índice de masa corporal
K_{CO}	Coeficiente de transferencia de monóxido de carbono
M	Masculino
MetHb	Metahemoglobina
N_2UsR	Nitrógeno de una sola respiración (prueba)
NO	Óxido nítrico
P	Presión
$PaCO_2$	Presión parcial arterial de dióxido de carbono
P_ACO_2	Presión parcial alveolar de dióxido de carbono
P_{alv}	Presión alveolar
Pao	Presión en la boca
PaO_2	Presión parcial arterial de oxígeno
P_AO_2	Presión parcial alveolar de oxígeno
P_{atm}	Presión atmosférica
PCO_2	Presión parcial de dióxido de carbono
P_{CPT}	Presión de retracción del pulmón en la capacidad pulmonar total
$PE_{máx}$	Presión espiratoria máxima
PH_2O	Presión parcial del agua
PIE	Patrón inespecífico
$PI_{máx}$	Presión inspiratoria máxima
PO_2	Presión parcial de oxígeno
P_{pl}	Presión (intra)pleural
Pst	Presión de retracción elástica estática del pulmón
Ptr	Presión de las vías respiratorias en la tráquea
$P\dot{v}O_2$	Presión mixta venosa de oxígeno
$\dot{Q}$	Perfusión alveolar
R	Resistencia
R_{aw}	Resistencia de las vías respiratorias
REFM	Retracción estática del flujo máximo
R_{pulm}	Resistencia pulmonar

RV	Reserva ventilatoria
V	Volumen
$\dot{V}$	Ventilación
VA	Volumen alveolar
$\dot{V}A$	Ventilación alveolar
VC	Volumen corriente
$\dot{V}CO_2$	Producción de dióxido de carbono
$\dot{V}E$	Ventilación medida en la boca
VEF_1	Volumen espiratorio forzado en 1 s
VEF_6	Volumen espiratorio forzado en 6 s
VEF_1/CVF	Cociente entre el volumen espiratorio forzado en 1 s y la capacidad vital forzada
VER	Volumen espiratorio de reserva
VEM	Volumen de espacio muerto
$\dot{V}_{máx}$	Flujo espiratorio máximo
$\dot{V}O_2$	Consumo de oxígeno
$\dot{V}O_{2máx}$	Consumo máximo de oxígeno
$\dot{V}/\dot{Q}$	Ventilación-perfusión
VR	Volumen residual
VVM	Ventilación voluntaria máxima

Contenido

Capítulo 1

Introducción

El Dr. Hyatt falleció el 11 de junio de 2016, a la edad de 91 años. Fue uno de los últimos de su generación de fisiólogos pulmonares legendarios y el padre de la curva de flujo-volumen. Escribió numerosos artículos científicos que abarcan un amplio espectro de la fisiología respiratoria y la medicina pulmonar. Fue exigente y perfeccionista en sus investigaciones, pero amable y de voz suave en sus interacciones personales. Fue uno de los grandes de la fisiología respiratoria y coautor de artículos con Jere (Jeremiah) Mead, Sol (Solbert) Permutt, Peter Macklem, Vito Brusasco, Philip Quanjer, Joe (Joseph) Rodarte y muchos otros. El «Flow Volume Underworld», que fundaron conjuntamente como un foro de ideas, fue conmemorado en la reunión de la American Thoracic Society de 2015. El Dr. Hyatt fue mentor de muchos becarios y colaboró como coautor. Durante su jubilación siguió activo y en sus últimos años publicó muchos artículos, así como este libro. En esta edición del libro, he intentado conservar gran parte de su estilo de escritura amigable, y al mismo tiempo lo he actualizado cuando ha sido necesario. La edición actual fue revisada con esa intención. Los capítulos 14 y 15 se han revisado ampliamente, mientras que en otros capítulos se han hecho adiciones para incorporar nuevos métodos y nuevos documentos normativos, sin dejar de mantener al Dr. Hyatt en la medida de lo posible. Espero que el resultado final haga honor a su memoria y a sus muchos y grandes logros en el laboratorio de función pulmonar.

Paul D. Scanlon, MD

Introducción del Dr. Hyatt a la 4.ª edición

Las pruebas de función pulmonar pueden proporcionar información clínica importante, pero se utilizan muy poco. Están diseñadas para identificar y cuantificar los defectos y las anomalías en la función del sistema respiratorio y para responder a preguntas como las siguientes: ¿Cuál es el grado de deterioro de la función pulmonar del paciente? ¿Hay obstrucción de las vías respiratorias? ¿Qué tan grave es? ¿Responde a los broncodilatadores? ¿El intercambio de gases se ve afectado? ¿La difusión de oxígeno desde los alvéolos hasta la sangre capilar pulmonar está alterada? ¿El tratamiento está ayudando al paciente? ¿Cuál es el riesgo quirúrgico?

Las pruebas de función pulmonar también pueden responder a otras preguntas clínicas: ¿La disnea del paciente es causada por una disfunción cardíaca o pulmonar? ¿El paciente con tos crónica tiene asma oculta? ¿La obesidad perjudica la función pulmonar del paciente? ¿La disnea del paciente es causada por la debilidad de los músculos respiratorios?

Sin embargo, no se puede esperar que las pruebas por sí solas conduzcan a un diagnóstico clínico de, por ejemplo, fibrosis pulmonar o enfisema.

Los resultados de las pruebas deben evaluarse a la luz de los antecedentes, la exploración física, la radiografía de tórax, la tomografía computarizada, si se dispone de ella, y los datos de laboratorio pertinentes. No obstante, algunos patrones de las pruebas sugieren fuertemente la presencia de ciertas afecciones, como la fibrosis pulmonar. Además, el circuito de flujo-volumen asociado con las lesiones de la tráquea y de las vías respiratorias superiores a menudo es tan característico como para ser casi diagnóstico de la presencia de dichas lesiones (*véase* cap. 2).

Como cualquier otro procedimiento, las pruebas de función pulmonar tienen deficiencias. Existe cierta variabilidad en los valores normales de predicción de diversas pruebas. En algunos estudios, esta variabilidad se debe en parte a la mezcla de fumadores asintomáticos con no fumadores en una población «normal». También existe cierta variabilidad entre los laboratorios en cuanto a la forma de hacer las pruebas, el equipo utilizado y el cálculo de los resultados.

Este texto asume que las pruebas se realizan con precisión y se centra en su significado clínico. Este abordaje no pretende restar importancia al técnico para obtener datos precisos. Los procedimientos como la electrocardiografía requieren relativamente poca capacitación del técnico, especialmente con los nuevos equipos que pueden detectar errores como la colocación defectuosa de los cables; y, por supuesto, lo único que tiene que hacer el paciente es quedarse quieto. En contraste, se requiere una considerable capacitación antes de que un técnico de función pulmonar sea competente. Con la espirometría, por ejemplo, hay que exhortar al paciente a hacer el máximo esfuerzo, y el técnico debe aprender a detectar el esfuerzo submáximo. El paciente es un participante muy activo en varias de las pruebas que se analizan. Muchas de estas pruebas se han comparado con una prueba de atletismo, una analogía muy acertada. Según nuestra experiencia, se necesitan varias semanas de intensa capacitación antes de que un técnico se convierta en experto en la aplicación de pruebas comunes como la espirometría. Si es posible, la persona que interpreta los resultados de las pruebas debe someterse a pruebas de función pulmonar. Experimentar las pruebas es la mejor manera de apreciar los retos enfrentados al aplicar la prueba a pacientes enfermos y a menudo asustados.

Sin embargo, el principal problema de las pruebas de función pulmonar es que no se solicitan con suficiente frecuencia. Los estudios de población suelen documentar alguna anomalía en la función respiratoria en el 5-20% de los sujetos estudiados. La enfermedad pulmonar obstructiva crónica (EPOC) actualmente es la tercera causa de muerte en los Estados Unidos. Causa más de 134 000 muertes al año. Se calcula que 16 millones de personas en los Estados Unidos padecen EPOC. Con demasiada frecuencia, la afección se diagnostica cuando la enfermedad está muy avanzada. En un número importante de casos, la enfermedad pulmonar sigue sin detectarse. Si queremos tener un impacto en la EPOC, es necesario detectarla en su fase inicial, momento en el que dejar de fumar reduce notablemente la probabilidad de progresión a una EPOC grave. En la figura 1-1 se muestra la progresión de un caso típico de EPOC. En el momento en el que se produce la disnea, la obstrucción de las vías respiratorias está moderada o gravemente avanzada. Visto de otro modo, la espirometría puede detectar la obstrucción de las vías respiratorias en la EPOC entre 5 y 10 años antes de que se produzca la disnea.

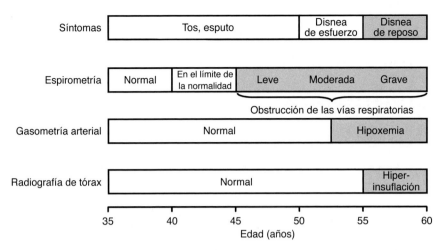

FIG. 1-1 Evolución típica de los síntomas de la enfermedad pulmonar obstructiva crónica (EPOC). Solo la espirometría permite detectar la EPOC años antes de que aparezca la disnea (de Enright PL, Hyatt RE, eds. *Office Spirometry: A Practical Guide to the Selection and Use of Spirometers*. Philadelphia, PA: Lea & Febiger, 1987. Usado con autorización de la Mayo Foundation for Medical Education and Research).

No obstante, pocos médicos de atención primaria solicitan de forma rutinaria pruebas de función pulmonar a sus pacientes fumadores o a los pacientes con disnea leve o moderada. Sin embargo, en el caso de los pacientes con disnea, lo más probable es que se haya comprobado la presión arterial y se haya realizado una radiografía de tórax y una electrocardiografía. Hemos visto pacientes a los que se les ha efectuado una angiografía coronaria antes de que una simple espirometría identificara la verdadera causa de su disnea.

¿Por qué se hacen tan pocas pruebas de función pulmonar? Tenemos la impresión de que muchos clínicos se sienten incómodos interpretando los resultados de las pruebas. No están seguros de lo que las pruebas miden o de lo que significan y, por lo tanto, no las piden. Por desgracia, se dedica muy poco tiempo a este tema en la facultad de medicina y en la capacitación de los residentes. Además, es difícil determinar el valor clínico práctico de las pruebas de función pulmonar a partir de los textos de fisiología pulmonar y las pruebas de función pulmonar actualmente disponibles. El Joint Commission Disease-Specific Care Certification Program de 2007 para el tratamiento de la EPOC (las actualizaciones de los requisitos entraron en vigor en marzo de 2014) podría motivar a los médicos de atención primaria a adoptar métodos de diagnóstico más sensibles y específicos.

El único objetivo (y la única justificación) de este texto es facilitar el uso de las pruebas de función pulmonar. El texto se centra en la utilidad clínica básica de las pruebas de uso más frecuente, las cuales también resultan ser las más importantes. Los procedimientos interesantes pero más complejos que tienen un papel clínico menos importante se dejan para los textos estándar de fisiología.

Capítulo **2**

Espirometría: volúmenes pulmonares dinámicos

L a espirometría se usa para medir la velocidad a la que los pulmones cambian de volumen durante las maniobras de respiración forzada. La prueba más frecuentemente realizada recurre a la maniobra de capacidad vital forzada (CVF) espiratoria, en la que el paciente inhala al máximo y luego exhala lo más rápida y completamente posible. De todas las pruebas consideradas en este libro, la prueba de la CVF es la más sencilla y la más importante. En general, proporciona la información más relevante obtenida de las pruebas de función pulmonar. Al lector le corresponde conocer a fondo este procedimiento.

2A • Espirogramas y curva de flujo-volumen

Los dos métodos de registro de la prueba de la CVF se muestran en la figura 2-1. En la figura 2-1A, se muestra al paciente soplar en un espirómetro que registra el volumen exhalado, el cual se traza en función del tiempo, la *línea continua*. Este es el clásico espirograma que muestra el curso temporal de una CVF de 4 L. Además de la CVF propiamente dicha, dos de las mediciones

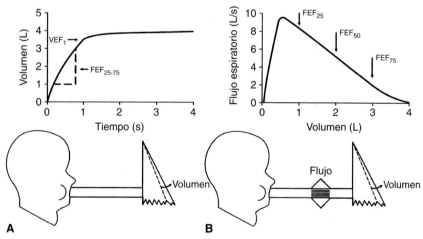

FIG. 2-1 Dos formas de registrar la maniobra de capacidad vital forzada (CVF) espiratoria. A. Volumen registrado en función del tiempo, el espirograma. FEF_{25-75}: flujo espiratorio forzado sobre el 50% medio de la CVF; VEF_1: volumen espiratorio forzado en 1 s. **B.** Flujo registrado en función del volumen exhalado, la curva de flujo-volumen. $FEF_{25(50,75)}$: flujo espiratorio forzado después de haber exhalado el 25% (50, 75%) de la CVF.

4

más habituales que se realizan a partir de esta curva son el volumen espiratorio forzado en 1 s (VEF_1) y el flujo espiratorio forzado (FEF) sobre el 50% medio de la CVF (FEF_{25-75}). Estas se analizan más adelante en este capítulo.

La prueba de la CVF también puede representarse como una curva de flujo-volumen (FV), como en la figura 2-1B. El paciente vuelve a exhalar con fuerza en el espirómetro a través de un fluxímetro que mide el flujo (en litros por segundo) con el que exhala. El volumen y la rapidez con la que se exhala el volumen (flujo en litros por segundo) se trazan como la curva de FV. Varias de las mediciones habituales realizadas a partir de esta curva se analizan más adelante en este capítulo.

Las dos curvas reflejan los mismos datos, y un espirómetro computarizado puede trazar fácilmente ambas curvas, con el paciente exhalando a través de un fluxímetro o un registrador de volumen. La integración del flujo proporciona el volumen, que, a su vez, puede trazarse en función del tiempo, y todas las mediciones mostradas en la figura 2-1 también se calculan fácilmente. De manera inversa, la señal de volumen puede diferenciarse con respecto al tiempo para determinar el flujo. Según nuestra experiencia, *la representación del FV (véase fig. 2-1B) es la más fácil de interpretar y la más informativa.* Por lo tanto, usaremos esta representación casi exclusivamente.

Nota histórica: el Dr. Hyatt, junto con el Dr. Donald Fry, describieron por primera vez la curva de FV espiratoria en su artículo clásico de 1960.[1]

Precaución: es extremadamente importante que el paciente sea instruido y capacitado para realizar la prueba de manera correcta. La espiración debe realizarse tras una inhalación máxima, iniciarse lo más rápidamente posible y continuarse con el máximo esfuerzo hasta que no se pueda expulsar más aire. Los esfuerzos «buenos» y «malos» se muestran más adelante, en la página 14, en la figura 2-6.

2B • Valor de la prueba de la capacidad vital forzada espiratoria

La prueba de la CVF es la prueba de función pulmonar más importante por la siguiente razón: para cualquier individuo durante la espiración, existe un límite único al flujo máximo que se puede alcanzar en cualquier volumen pulmonar. Este límite se alcanza con esfuerzos espiratorios moderados, y el aumento de la fuerza empleada durante la espiración no incrementa el flujo. En la figura 2-1B, considere la curva de FV máxima obtenida de un sujeto sano durante la prueba de la CVF. Una vez alcanzado el flujo máximo, el resto de la curva define el flujo máximo que puede alcanzarse con cualquier volumen pulmonar. Así, en el FEF después de haber exhalado el 50% de la CVF (FEF_{50}), el paciente no puede superar un flujo de 5.2 L/s por mucho que se esfuerce. Observe que el flujo máximo que se puede alcanzar disminuye de forma ordenada a medida que se exhala más aire (es decir, a medida que disminuye el volumen pulmonar) hasta que, en el volumen residual (4 L), no se puede exhalar más aire. La prueba de la CVF es valiosa porque existe un límite al flujo espiratorio máximo en todos los volúmenes pulmonares después de que se haya exhalado el primer 10-15% de la CVF. Cada individuo tiene una curva de FV espiratoria máxima única. Dado que esta curva define un límite de flujo, la curva es altamente reproducible en un paciente determinado. Lo más importante es que el flujo máximo es muy sensible a las enfermedades más frecuentes que afectan los pulmones.

La física y la aerodinámica básicas que causan este comportamiento limitante del flujo no se explican aquí. Sin embargo, los conceptos se ilustran en el modelo del pulmón único de la figura 2-2.

En la figura 2-2A se muestra el pulmón en plena insuflación antes de una espiración forzada. En la figura 2-2B se muestra el pulmón durante una espiración forzada. A medida que el volumen disminuye, la compresión dinámica de las vías respiratorias produce un estrechamiento crítico que se desarrolla en la tráquea y produce una limitación del flujo. A medida que la espiración continúa y el volumen pulmonar se reduce aún más, el estrechamiento migra distalmente hacia los bronquios principales y más allá. Tres características del modelo determinan el flujo espiratorio máximo del pulmón en cualquier volumen pulmonar dado: la *elasticidad pulmonar* (e), que impulsa el flujo y mantiene abiertas las vías respiratorias; el *tamaño* de las vías respiratorias (f); y la *resistencia* al flujo a lo largo de las vías respiratorias.

La gran valía de la prueba de la CVF es que es muy sensible a las enfermedades que alteran las propiedades mecánicas de los pulmones:

1. En la enfermedad pulmonar obstructiva crónica, el enfisema provoca una pérdida del tejido pulmonar (se destruyen los alvéolos). Esta pérdida se traduce en una pérdida de la presión de retracción elástica,

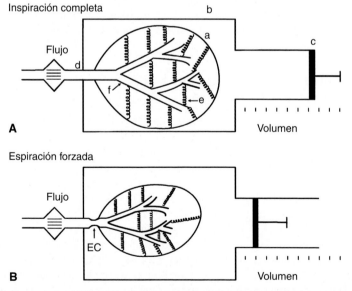

FIG. 2-2 Modelo del pulmón único en plena insuflación (A) y durante una espiración forzada (B). El pulmón (*a*) está contenido en un tórax (*b*) cuyo volumen puede ser modificado por el pistón (*c*). El aire sale del pulmón por la tráquea (*d*). El pulmón tiene elasticidad (*e*), la cual impulsa el flujo y desempeña un papel en el mantenimiento de los bronquios distensibles (*f*). El estrechamiento crítico (EC) se produce durante la maniobra de capacidad vital forzada espiratoria.

que es la presión impulsora del flujo espiratorio máximo. Las vías respiratorias se estrechan debido a la pérdida de sujeción del tejido pulmonar. Esto produce un aumento de la resistencia al flujo y una disminución del flujo espiratorio máximo.

2. En la bronquitis crónica, tanto el engrosamiento de la mucosa como las secreciones espesas en las vías respiratorias generan un estrechamiento de estas últimas, un aumento de la resistencia al flujo y una disminución del flujo máximo.

3. En el asma, las vías respiratorias se estrechan como resultado de la broncoconstricción, así como de la inflamación y el edema de la mucosa. Este estrechamiento aumenta la resistencia y disminuye el flujo máximo.

4. En la fibrosis pulmonar, el aumento de la elasticidad de los tejidos puede distender las vías respiratorias y aumentar el flujo máximo, aunque el volumen pulmonar esté reducido.

2C • Valores normales o de referencia

Se utilizan tablas y ecuaciones para determinar los valores normales o previstos de las mediciones que se van a analizar. Los valores de referencia se han obtenido de grandes grupos de sujetos sanos no fumadores. Las variables de predicción importantes son la estatura, el sexo y la edad del sujeto. Ciertas etnias, la afroamericana y la asiática, por ejemplo, requieren valores específicos por etnia. Estos pueden obtenerse a partir de ecuaciones específicas de cada etnia o de un multiplicador aplicado al valor proporcionado por una única ecuación. Se prefieren las ecuaciones separadas para lograr una mayor precisión. El tamaño se estima mejor con la estatura. Cuanto más alto es el sujeto, más grandes son sus pulmones y sus vías respiratorias; por lo tanto, los flujos máximos son mayores. Las mujeres tienen pulmones más pequeños que los hombres de una misma estatura. Con el envejecimiento se pierde la elasticidad pulmonar, por lo que las vías respiratorias son más pequeñas y los flujos son menores. Sin embargo, hay que tener en cuenta la variabilidad inherente a los valores predictivos normales (como en la curva de distribución normal en forma de campana estadística). Casi nunca se sabe en qué punto de la distribución normal comienza un sujeto determinado. Por ejemplo, la enfermedad pulmonar puede desarrollarse en personas con volúmenes y flujos pulmonares inicialmente superiores a la media. A pesar de una reducción de sus valores de referencia, pueden seguir teniendo valores dentro del rango normal de una población.

A lo largo de los años se han utilizado muchas ecuaciones de referencia diferentes. La mayoría se han obtenido a partir de muestras pequeñas de la población. Las ecuaciones de referencia de la *National Health and Nutrition Examination Survey* (NHANES o Hankinson) han sido las más amplias (N = 7 434) y las más aceptadas en los Estados Unidos hasta hace poco. Los valores de referencia internacionales de la Global Lung Function Initiative (GLI) combinan los datos de la NHANES con los de muchos otros estudios para un total de 57 395 pacientes. Ahora se recomiendan los valores de referencia de la espirometría de la GLI para la mayoría de las comparaciones.

> **CONSEJO** ● La estatura no debe utilizarse para estimar los valores normales de un paciente con cifoescoliosis. ¿Por qué? Porque la disminución de la estatura en un paciente de este tipo conducirá a una gran subestimación del volumen y el flujo pulmonares normales. En cambio, se puede medir la envergadura de los brazos del paciente y usarla en lugar de la estatura en las ecuaciones de referencia. En un hombre de 40 años de edad con cifoescoliosis, se predice una capacidad vital de 2.78 L si se utiliza su estatura de 147 cm, pero se predice el valor esperado correcto de 5.18 L si se emplea su envergadura de 178 cm, una diferencia del 54%. El mismo principio se aplica a las predicciones de flujo.

2D ● Capacidad vital forzada espiratoria

La *CVF* es el volumen espirado durante la prueba de la CVF; en la figura 2-1, la CVF es de 4.0 L. Muchas anomalías pueden causar una disminución de la CVF.

> **CONSEJO** ● Hasta donde sabemos, solo un trastorno, la acromegalia, provoca un *aumento* anómalo de la CVF. Los resultados de otras pruebas de función pulmonar suelen ser normales en esta enfermedad. No obstante, las personas con acromegalia tienen un mayor riesgo de desarrollar apnea obstructiva del sueño como resultado de la hipertrofia de los tejidos blandos de las vías respiratorias superiores.

En la figura 2-3 se presenta un abordaje lógico para considerar las posibles causas de una disminución de la CVF:

1. El problema puede estar en los propios *pulmones*. Puede haber un procedimiento quirúrgico previo de resección o áreas de colapso. Otras alteraciones pueden hacer que los pulmones sean menos expandibles, como la fibrosis, la insuficiencia cardíaca congestiva y el engrosamiento de la pleura. Las enfermedades pulmonares obstructivas pueden reducir la CVF al limitar el vaciamiento de los pulmones (*véase* fig. 2-3).

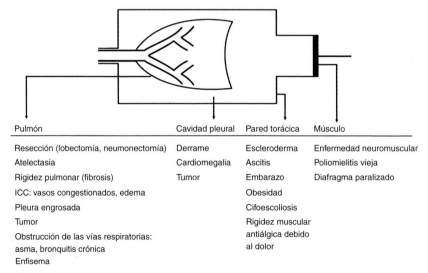

Pulmón	Cavidad pleural	Pared torácica	Músculo
Resección (lobectomía, neumonectomía)	Derrame	Escleroderma	Enfermedad neuromuscular
Atelectasia	Cardiomegalia	Ascitis	Poliomielitis vieja
Rigidez pulmonar (fibrosis)	Tumor	Embarazo	Diafragma paralizado
ICC: vasos congestionados, edema		Obesidad	
Pleura engrosada		Cifoescoliosis	
Tumor		Rigidez muscular antiálgica debido al dolor	
Obstrucción de las vías respiratorias: asma, bronquitis crónica			
Enfisema			

FIG. 2-3 Diversas alteraciones que pueden restringir la capacidad vital forzada espiratoria. ICC: insuficiencia cardíaca congestiva.

2. El problema puede estar en la *cavidad pleural*, como cardiomegalia, líquido pleural o un tumor que invade un pulmón.

3. Otra posibilidad es la restricción de la *pared torácica*. Los pulmones no pueden insuflarse y desinflarse normalmente si el movimiento de la pared torácica (que incluye sus componentes abdominales) está restringido.

4. La insuflación y el vaciamiento del sistema requieren el funcionamiento normal de los *músculos respiratorios*, principalmente el diafragma, los músculos intercostales y los músculos abdominales.

Si se tienen en cuenta las cuatro posibilidades enumeradas (pulmones, pleura, pared torácica y músculos), se suele determinar la causa o causas de la disminución de la CVF. Por supuesto, se producen combinaciones de afecciones, como la cardiomegalia en la insuficiencia cardíaca con la congestión de los vasos pulmonares y los derrames pleurales. Hay que recordar que la CVF es una capacidad vital espiratoria rápida máxima. La capacidad vital puede ser mayor cuando se mide con flujos lentos; esta situación se analiza en el capítulo 3.

En la interpretación de las pruebas de función pulmonar se utilizan con frecuencia dos términos. El primero es *defecto obstructivo*. Se trata de una enfermedad pulmonar que produce una disminución del flujo espiratorio máximo, de modo que no es posible el vaciamiento rápido de los pulmones; lo provocan afecciones como el enfisema, la bronquitis crónica y el asma. Con frecuencia se produce una disminución asociada de la CVF. El segundo término es *defecto restrictivo*, el cual implica que el volumen pulmonar, en este caso la capacidad pulmonar total (CPT), está reducido por cualquiera de los procesos enumerados en la figura 2-3, *excepto* los que causan obstrucción.

Precaución: en un proceso restrictivo, la CPT será menor de lo normal (*véase* cap. 3).

Anteriormente en el capítulo se señaló que la mayoría de las alteraciones de la mecánica pulmonar conducen a la disminución de los flujos espiratorios máximos. Los flujos espiratorios bajos resultantes de la obstrucción de las vías respiratorias son el sello distintivo de la bronquitis crónica, el enfisema y el asma. Más adelante se analizan las mediciones que se obtienen habitualmente para cuantificar la obstrucción espiratoria.

2E • Volumen espiratorio forzado en 1 s

El VEF_1 es la medida de espirometría más reproducible, más frecuentemente obtenida y quizá la más útil. Es el volumen de aire exhalado en el primer segundo de la prueba de la CVF. El valor normal depende de la estatura, la edad, el sexo y la etnia del paciente, al igual que la CVF. En la figura 2-4A y B se muestra la CVF y el VEF_1 de dos sujetos sanos; el sujeto más grande (A) tiene la CVF y el VEF_1 más grandes.

Cuando los flujos se reducen debido a la obstrucción de las vías respiratorias, como en el enfisema, el VEF_1 disminuye en una cantidad que refleja la gravedad de la enfermedad. La CVF también puede estar reducida, aunque por lo general en menor grado. En la figura 2-4C se muestra un grado grave

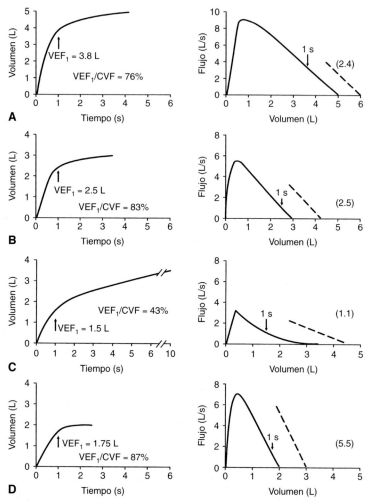

FIG. 2-4 Espirogramas y curvas de flujo-volumen típicos durante la espiración forzada. A y B. Pacientes sanos de diferentes estaturas. **C.** Paciente con obstrucción grave de las vías respiratorias. **D.** Valores típicos de un proceso pulmonar restrictivo. Las *flechas* indican el volumen espiratorio forzado en 1 s (VEF_1). También se muestran los cocientes entre el VEF_1 y la capacidad vital forzada (CVF) espiratoria y las pendientes de las curvas de flujo-volumen (*líneas discontinuas*, valores entre paréntesis).

de obstrucción. El VEF_1 se identifica de manera fácil y directa a partir del espirograma. Se puede añadir una marca de 1 s a la curva de FV para identificar el VEF_1, como se muestra en la figura. Las afecciones que producen lentificación u obstrucción espiratoria con mayor frecuencia son la bronquitis crónica, el enfisema y el asma.

En la figura 2-4D, el VEF_1 está reducido debido a un defecto restrictivo, como la fibrosis pulmonar. Una pregunta lógica es: «¿Cómo puedo saber si el VEF_1 está reducido como resultado de una obstrucción de las vías respiratorias o de un proceso restrictivo?». Esta pregunta se analiza a continuación.

2F • Cociente volumen forzado espiratorio en 1 s/ capacidad vital forzada espiratoria

El cociente VEF_1/CVF generalmente se expresa en forma de porcentaje. La cantidad exhalada durante el primer segundo es una fracción bastante constante de la CVF, independientemente del tamaño de los pulmones. En el adulto sano, el cociente oscila entre el 75 y el 85%, pero disminuye un poco con el envejecimiento. Los niños tienen flujos elevados para su tamaño, por lo que sus cocientes son mayores, hasta del 90%.

La importancia de este cociente es doble. En primer lugar, ayuda a identificar rápidamente a las personas con obstrucción de las vías respiratorias en las que la CVF está reducida. Por ejemplo, en la figura 2-4C, el cociente VEF_1/CVF es muy bajo, del 43%, lo que indica que la CVF baja quizá es causada por la obstrucción de las vías respiratorias y no por la restricción pulmonar. En segundo lugar, el cociente es valioso para identificar la causa de un VEF_1 bajo. En la restricción pulmonar (sin obstrucción asociada), el VEF_1 y la CVF están disminuidos proporcionalmente; por lo tanto, el cociente está en el rango normal, como en el caso de la fibrosis en la figura 2-4D, en la que es del 87%. De hecho, en algunos casos de fibrosis pulmonar, el cociente puede aumentar aún más debido a la mayor retracción elástica de dichos pulmones.

Por lo tanto, en lo que respecta a la pregunta sobre cómo determinar si la obstrucción de las vías respiratorias o un proceso restrictivo está causando una reducción del VEF_1, la respuesta es comprobar el cociente VEF_1/CVF. Un VEF_1 bajo con un cociente normal *puede* indicar un proceso restrictivo o una anomalía inespecífica (*véase* más adelante en este capítulo), mientras que un VEF_1 bajo y un cociente disminuido significan un proceso predominantemente obstructivo.

En la enfermedad pulmonar obstructiva grave, cerca del final de una espiración forzada, los flujos pueden ser muy bajos, apenas perceptibles. La continuación de la espiración forzada puede ser muy agotadora y molesta. Para evitar la fatiga del paciente, se puede sustituir el volumen espiratorio forzado en 6 s, el VEF_6, por la CVF en el cociente. Los valores normales de VEF_1/VEF_6 se desarrollaron en la NHANES III.[2]

En 2005,[3] un grupo internacional recomendó que la mayor capacidad vital medida durante un estudio se empleara en el denominador del cociente. En la mayoría de los casos, será la CVF, pero en ocasiones será la capacidad vital lenta (CVL). Cuando la CVL supera la CVF, un paciente con un cociente VEF_1/CVF normal bajo puede pasar a la categoría de obstrucción leve. El impacto y la utilidad de este cambio aún están por determinarse (*véase* cap. 14).

CONSEJO • Se debe observar la curva de FV. Si se aprecia una concavidad significativa, como en la figura 2-4C, la obstrucción suele estar presente (los adultos mayores sanos suelen tener algún grado de concavidad). Además, se debe mirar la pendiente de la curva de FV, el cambio medio del flujo dividido entre el cambio del volumen. En los sujetos sanos, esto es aproximadamente 2.5 (2.5 L/s por litro). El rango normal es de aproximadamente 2.0-3.0. En caso de obstrucción de las vías respiratorias (*véase* fig. 2-4C), la pendiente media es menor: 1.1. En el paciente con fibrosis (*véase* fig. 2-4D), la pendiente es de normal a creciente: 5.5. Hay que estudiar *toda* la curva.

Precaución: un VEF_1 bajo y un cociente VEF_1/CVF normal suelen indicar una restricción con una CPT reducida. No obstante, hay un subgrupo de pacientes con un VEF_1 bajo, un cociente VEF_1/CVF normal (que descarta la obstrucción) y una CPT normal (que descarta la restricción). Hemos denominado *patrón inespecífico* a esta combinación de un VEF_1 anormalmente bajo, un cociente VEF_1/CVF normal y una CPT normal (*véase* fig. 3-8, p. 32).[4]

2G • Otras mediciones del flujo espiratorio máximo

En la figura 2-5 se muestran las otras mediciones más frecuentes del flujo espiratorio máximo, generalmente denominado *FEF*. Todas estas mediciones están disminuidas en la enfermedad obstructiva.

El FEF_{25-75} es el FEF sobre el 50% medio de la CVF. Esta variable puede medirse directamente a partir del espirograma. Se utiliza un microprocesador para obtenerla a partir de la curva de FV. Algunos clínicos consideran que el FEF_{25-75} es un indicador sensible de la enfermedad de las vías respiratorias pequeñas o de la obstrucción temprana de las vías respiratorias, pero tiene un amplio rango de valores normales y es bastante inespecífico. En la actualidad, la mayoría de las directrices desaconsejan su uso para la interpretación de la función pulmonar.

El FEF_{50} es el flujo después de haber exhalado el 50% de la CVF, y el FEF_{75} es el flujo después de exhalar el 75% de la CVF. Tampoco se recomiendan ya para los informes de las pruebas de función pulmonar.

El flujo espiratorio forzado máximo ($FEF_{máx}$) se produce poco después del inicio de la espiración. Más que otras mediciones, el $FEF_{máx}$ depende en gran medida del esfuerzo del paciente: este debe exhalar inicialmente con la mayor fuerza posible para obtener datos reproducibles. Sin embargo, con la práctica se pueden obtener resultados reproducibles. El término *flujo espiratorio pico* (FEP) suele aplicarse a la medición realizada con un medidor de flujo máximo que no forma parte de una maniobra de CVF completa. Es similar al $FEF_{máx}$ pero no idéntico debido a la diferente técnica. El FEP se suele expresar en litros por minuto, mientras que el $FEF_{máx}$ se suele expresar en litros por segundo. Los medidores de flujo máximo portátiles, de bajo costo, permiten a los pacientes vigilar en casa la variación diaria del FEP y, de este modo, controlar su estado. Este método es útil sobre todo para los pacientes con asma. Como se muestra en la figura 2-5, estas otras mediciones, al igual que el VEF_1, pueden reducirse en la enfermedad restrictiva pura. De nuevo, hay que tener en cuenta la curva de FV y el cociente VEF_1/CVF.

2H • Cómo estimar el rendimiento del paciente a partir de la curva de flujo-volumen

Para la mayoría de los propósitos, este libro asume que los resultados de la espirometría son precisos. No obstante, es importante que la prueba de la CVF se realice correctamente, y los intérpretes de la espirometría deben ser capaces de reconocer y comentar el rendimiento subóptimo de la prueba, el cual ocurre con un pequeño porcentaje de pruebas incluso en los mejores laboratorios. En general, el rendimiento se puede juzgar a partir de la curva

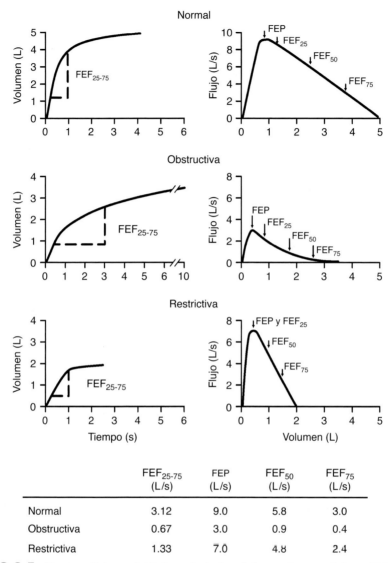

	FEF$_{25-75}$ (L/s)	FEP (L/s)	FEF$_{50}$ (L/s)	FEF$_{75}$ (L/s)
Normal	3.12	9.0	5.8	3.0
Obstructiva	0.67	3.0	0.9	0.4
Restrictiva	1.33	7.0	4.8	2.4

FIG. 2-5 **Otras mediciones del flujo espiratorio máximo en tres condiciones típicas: normal, enfermedad pulmonar obstructiva y enfermedad pulmonar restrictiva.** El flujo espiratorio forzado (FEF) sobre el 50% medio de la capacidad vital forzada (CVF) espiratoria (FEF$_{25-75}$) se obtiene midiendo el volumen exhalado durante la parte media de las maniobras de CVF y dividiéndolo entre el tiempo necesario para exhalar ese volumen. FEF$_{25}$: FEF después de haber exhalado el 25% de la CVF; FEF$_{50}$: FEF después de haber exhalado el 50% de la CVF; FEF$_{75}$: FEF después de haber exhalado el 75% de la CVF; FEP: flujo espiratorio pico.

de FV junto con los comentarios de los técnicos. En ocasiones, las curvas que no son ideales pueden ser el resultado de un problema subyacente, como la debilidad muscular.

En la figura 2-6 se contrasta un esfuerzo excelente (A) con los que son inaceptables o requieren la repetición de la prueba. Las tres características

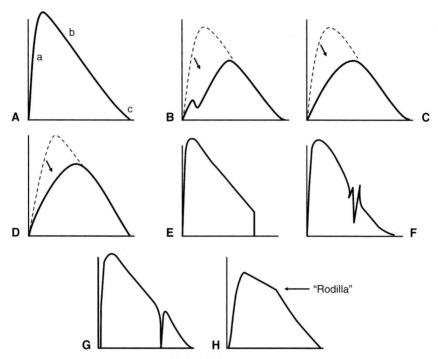

FIG. 2-6 **Ejemplos de las maniobras de capacidad vital forzada espiratoria adecuadas y de las inaceptables. A.** Esfuerzo excelente: a: rápido ascenso hasta el flujo máximo; b: disminución continua del flujo; c: terminación a 0-0.05 L/s del flujo cero. **B.** El arranque vacilante hace que la curva sea inaceptable. **C.** El paciente no realizó el máximo esfuerzo al inicio de la espiración; es necesario repetir la prueba. **D.** Una curva de este tipo suele indicar un fracaso en el esfuerzo máximo inicial, pero en ocasiones es reproducible y válida. A veces se le llama *curva arcoiris*. Puede observarse en niños, en pacientes con enfermedades neuromusculares o en pacientes que realizan mal la maniobra. En **B, C** y **D,** la *línea discontinua* indica la curva esperada; la *flecha* indica la reducción del flujo causada por el error de rendimiento. **E.** La curva muestra un buen comienzo, pero el paciente abandona demasiado pronto; hay que repetir la prueba. Ocasionalmente, esto es reproducible, y esta curva puede ser normal para algunos jóvenes no fumadores. **F.** La tos durante el primer segundo disminuirá el volumen espiratorio forzado en 1 s. La maniobra debe repetirse. **G.** El paciente dejó de exhalar momentáneamente; hay que repetir la prueba. **H.** Esta curva con una «rodilla» o «meseta traqueal» es una variante normal que se observa a menudo en los no fumadores, especialmente en las mujeres jóvenes.

de la prueba bien realizada son que: 1) la curva muestra un rápido ascenso hasta el flujo máximo (a); 2) la curva tiene luego una disminución bastante suave y continua del flujo (b); y 3) la curva termina en un flujo a menos de 0.05 L/s del flujo cero o, idealmente, en el flujo cero (c). Las demás curvas de la figura 2-6 no cumplen al menos una de estas características.

Otro criterio importante es que las curvas sean repetibles. Lo ideal es que dos curvas presenten las características descritas anteriormente y que los flujos máximos tengan una diferencia del 10% entre sí y los volúmenes de CVF y VEF_1 una diferencia de 150 mL o del 5% entre sí. El técnico debe trabajar con el paciente para satisfacer estos criterios de repetibilidad. El médico debe examinar la curva seleccionada para conocer las características del contorno. Si los resultados no son satisfactorios, se puede repetir la prueba para que los datos reflejen realmente las propiedades mecánicas de los pulmones del paciente. Una prueba subóptima debe interpretarse con precaución porque puede sugerir la presencia de una enfermedad cuando no la hay.

2I • Ventilación voluntaria máxima

La prueba de la ventilación voluntaria máxima (VVM) es una prueba atlética. Se indica al paciente que respire lo más *fuerte* y *rápido* posible durante 10-15 s. Se miden los mejores 6-12 s, y el resultado se extrapola a 60 s y se informa en litros por minuto. Puede haber un efecto de aprendizaje significativo con esta prueba, pero un técnico experto puede capacitar al paciente para evitar problemas.

Una VVM baja en relación con el VEF_1 sugiere una obstrucción extratorácica (de las vías respiratorias superiores) variable, una debilidad muscular respiratoria o un rendimiento deficiente en la prueba. La prueba es inespecífica pero se correlaciona con la capacidad de esfuerzo del paciente y con el síntoma de disnea. Se considera útil para estimar la capacidad de un paciente para soportar ciertos tipos de operaciones (*véase* cap. 10).

CONSEJO • Una VVM normal es aproximadamente igual al $VEF_1 \times 40$. Si el VEF_1 es de 3.0 L, la VVM debe ser de aproximadamente 120 L/min (40×3). Sobre la base de una revisión de muchas pruebas de función pulmonar, fijamos el límite inferior de la VVM prevista en el $VEF_1 \times 30$. Ejemplo: el VEF_1 de un paciente es de 2.5 L y la VVM es de 65 L/min. El $VEF_1 \times 30$ es de 75 L/min, por lo que la VVM de 65 L/min puede hacer sospechar de un mal rendimiento en la prueba o de fatiga. Hay dos causas patológicas importantes para que la VVM sea inferior al límite inferior previsto en un individuo por lo demás sano: las lesiones obstructivas de las vías respiratorias principales (*véase* secc. 2K) y la debilidad muscular respiratoria (*véase* secc. 9D, p. 86). Una VVM mucho mayor que el $VEF_1 \times 40$ puede significar que la prueba del VEF_1 se ha realizado mal. Sin embargo, esta estimación del producto puede ser menos útil en la enfermedad obstructiva avanzada, cuando la VVM del paciente a veces supera la prevista a partir del VEF_1 (*véase* cap. 15, caso 20, p. 173).

CONSEJO • Algunas lesiones de las vías respiratorias principales (*véase* p. 18, *Consejo*) hacen que la VVM se reduzca de forma desproporcionada con respecto al VEF_1. El mismo resultado puede producirse en pacientes que tienen debilidad muscular, como en las enfermedades neuromusculares (esclerosis lateral amiotrófica, miastenia grave y polimiositis). Por lo tanto, hay que tener en cuenta estas afecciones cuando la VVM se reduce de forma desproporcionada con respecto al VEF_1.

2J • Flujos inspiratorios máximos

Todos los sistemas modernos de espirometría permiten medir tanto los flujos espiratorios como los inspiratorios. El abordaje habitual para medir los flujos inspiratorios se muestra en la figura 2-7A. El paciente exhala al máximo (la prueba de la CVF) e inmediatamente después inhala lo más rápida y

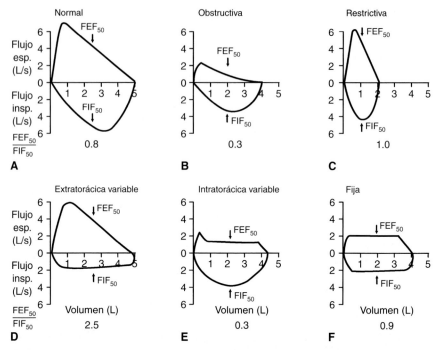

FIG. 2-7 Comparación de los circuitos de flujo-volumen típicos (A-C) con los circuitos de flujo-volumen clásicos en casos de lesiones de las vías respiratorias principales (D-F). El flujo inspiratorio siempre debe superar al flujo espiratorio en ese volumen. Si no es así, debe considerarse una obstrucción de las vías respiratorias superiores (extratorácica). Esp.: espiratorio; FEF_{50}: flujo espiratorio forzado después de haber exhalado el 50% de la capacidad vital forzada espiratoria; FIF_{50}: flujo inspiratorio forzado después de haber inhalado el 50% de la capacidad vital forzada espiratoria; insp.: inspiratorio.

completamente posible, produciendo una curva inspiratoria. Las curvas de FV espiratoria e inspiratoria combinadas forman el *circuito de FV*. El aumento de la resistencia de las vías respiratorias disminuye tanto el flujo espiratorio máximo como el flujo inspiratorio máximo (FIM). No obstante, a diferencia de la espiración, en la que existe un límite al flujo máximo, ningún mecanismo como la compresión dinámica limita el FIM. Por lo tanto, depende mucho del esfuerzo.

El uso de la medición de los flujos inspiratorios es muy variable entre los laboratorios. Algunos laboratorios la aplican de forma rutinaria a todos los pacientes, un gasto innecesario en nuestra opinión. Otros rara vez los obtienen, y quizá se pierdan afecciones importantes. El principal valor de las pruebas del FIM es la detección de lesiones de las vías respiratorias principales.

2K • Lesiones obstructivas de las vías respiratorias

Las lesiones obstructivas que afectan las vías respiratorias centrales (de la carina a la bucofaringe) son relativamente infrecuentes. Sin embargo, cuando están presentes, a menudo pueden detectarse por los cambios en el circuito de FV.[5] Este es un diagnóstico muy importante.

La identificación de estas lesiones a partir del circuito de FV depende de dos características. Una de ellas es el *comportamiento* de la lesión durante la espiración y la inspiración rápidas. ¿La lesión se estrecha y disminuye excesivamente el flujo durante una u otra fase de la respiración? Si lo hace, la lesión se clasifica como *variable*. Si la lesión se estrecha y disminuye el flujo por igual durante ambas fases, la lesión se clasifica como *fija*. La otra característica es la *ubicación* de la lesión. ¿Es *extratorácica* (por encima de la abertura torácica) o *intratorácica* (hasta la carina inclusive, pero generalmente no más allá)?

En la figura 2-7 se ilustran circuitos típicos de FV en sujetos sanos (*véase* fig. 2-7A), diversos estados de enfermedad (*véase* fig. 2-7B y C), así como los tres circuitos clásicos producidos por lesiones de las vías respiratorias principales (*véase* fig. 2-7D-F). Los factores que determinan los contornos únicos de las curvas para las lesiones de las vías respiratorias principales pueden apreciarse al considerar la relación entre las presiones intra- y extra-vías respiratorias durante estas maniobras forzadas.

Durante la *espiración forzada*, la presión de las vías respiratorias en la tráquea (P_{tr}) intratorácica es menor que la presión (intra)pleural (P_{pl}) circundante, y esta región de las vías respiratorias normalmente se estrecha. La P_{tr} extratorácica es mayor que la presión atmosférica (P_{atm}) circundante, y la región tiende a permanecer distendida. Durante la *inspiración forzada*, la P_{tr} en la porción extratorácica es menor que la presión circundante (es decir, la P_{atm}), y por lo tanto esta región tiende a estrecharse. En la tráquea intratorácica, la P_{pl} circundante es más negativa que la P_{tr}, lo que favorece la dilatación de esta región. En las lesiones *variables*, estos cambios normales en el tamaño de las vías respiratorias son muy exagerados.

En la figura 2-7D se muestran los resultados con una lesión *variable* en la tráquea *extratorácica*. Esto puede ser causado, por ejemplo, por cuerdas vocales paralizadas pero móviles. Esto se explica con el modelo de la figura 2-8 (*izquierda*). Durante la espiración, la elevada presión intra-vías respiratorias (P_{tr}) mantiene las cuerdas distendidas, y puede haber poco efecto en el flujo espiratorio. La P_{tr} es mayor que la P_{atm} actuando en el exterior de esta lesión. Durante la inspiración, sin embargo, la baja presión en la tráquea provoca un

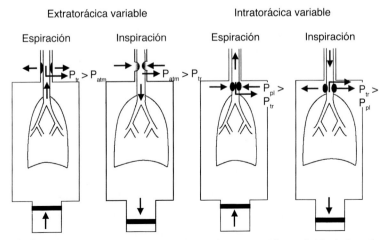

FIG. 2-8 **Modelo que explica la fisiopatología de la lesión variable de las vías respiratorias principales.** P_{atm}: presión atmosférica que actúa sobre la tráquea extratorácica; P_{pl}: presión en la cavidad pleural que actúa sobre la tráquea intratorácica; P_{tr}: presión lateral e intratraqueal de las vías respiratorias.

marcado estrechamiento de las cuerdas con la notable reducción del flujo que se observa en el circuito de FV inspiratorio, porque la P_{atm} ahora supera en gran medida la presión de las vías respiratorias, la P_{tr}.

El modelo de la figura 2-8 (*derecha*) también explica la figura 2-7E, una lesión *intratorácica variable*, por ejemplo, una neoplasia maligna traqueal comprimible. Durante la espiración forzada, la alta P_{pl} en relación con la P_{tr} produce un marcado estrechamiento con una drástica reducción constante del flujo espiratorio en el circuito de FV. Sin embargo, el flujo inspiratorio puede verse poco afectado porque la P_{pl} es más negativa que la presión de las vías respiratorias, y la lesión se distiende.

En la figura 2-7F se muestra el circuito característico con una *lesión fija* en forma de orificio. Una lesión de este tipo (p. ej., un cáncer de anillo de servilleta en la tráquea o unas cuerdas vocales fijas, estrechas y paraliza-das) interfiere casi por igual en los flujos espiratorios y los inspiratorios. La ubicación de la lesión no importa porque la lesión no cambia de tamaño independientemente de las presiones intra- y extra-vías respiratorias.

Se han utilizado varios índices para caracterizar estas lesiones de las vías respiratorias principales. En la figura 2-7 se muestra el cociente entre el FEF_{50} y el flujo inspiratorio forzado después de haber inhalado el 50% de la capacidad vital forzada (FIF_{50}) (FEF_{50}/FIF_{50}). El cociente se desvía más drás-ticamente de las otras curvas en la lesión variable de la tráquea extratorácica (*véase* fig. 2-7D). El cociente es inespecífico en las demás lesiones. Los con-tornos únicos del circuito de FV de las distintas lesiones son las principales características de diagnóstico. Una vez que se sospecha una lesión de las vías respiratorias principales, se requiere la confirmación mediante la visualiza-ción endoscópica directa o la imagen radiográfica de la lesión.

Precaución: dado que algunas lesiones pueden ser predominantemente, pero no de manera absoluta, variables o fijas, pueden darse patrones inter-medios, pero los circuitos suelen ser lo suficientemente anómalos como para levantar sospechas.

Los espirogramas correspondientes a las lesiones de la figura 2-7D-F no se muestran porque no son tan útiles como los circuitos de FV para detectar es-tas lesiones. Algunas de las situaciones clínicas en las que hemos encontrado estos circuitos de FV anómalos se enumeran en la tabla 2-1.

> **CONSEJO** ● Si se produce una *disminución* aislada y significativa de la VVM en asociación con una CVF, un VEF_1 y un FEF_{25-75} normales, o si la VVM se reduce de forma muy desproporcionada con respecto a la reducción del VEF_1, debe sospecharse fuertemente de una obstrucción importante de las vías respiratorias principales. Es necesario obtener un circuito de la CVF ins-piratoria. Por supuesto, también es obligatorio un circuito inspiratorio si hay una meseta en la curva espiratoria (*véase* fig. 2-7E y F). No todos los labora-torios miden rutinariamente los circuitos inspiratorios. Hay que preguntar al técnico si se escuchó el estridor durante la VVM (ocurre a menudo). En la ma-yoría de estos casos en nuestra institución, estas lesiones son identificadas por los técnicos que encuentran una VVM baja inexplicable o pueden escuchar un estridor. A continuación, los técnicos obtienen el circuito inspiratorio, el cual puede conducir a un diagnóstico importante. Otra consideración es si el paciente tiene un trastorno neuromuscular, como se discute en la sección 9D.

> **CONSEJO** ● Si su laboratorio no proporciona rutinariamente un circuito de FV inspiratorio máximo, usted debe pedir uno si su paciente tiene alguno de los siguientes: 1) estridor inspiratorio; 2) reducción aislada de la VVM; 3) disnea significativa sin causa evidente y con espirometría normal; 4) asma atípica; o 5) antecedentes de cirugía tiroidea, intubación o traqueotomía prolongada, disfunción de las cuerdas vocales, bocio o radiación en el cuello.

2L ● Enfermedad de las vías respiratorias pequeñas

La enfermedad de las vías respiratorias pequeñas, es decir, la enfermedad de las vías respiratorias periféricas, es un hallazgo patológico establecido. Sin embargo, ha sido difícil desarrollar pruebas que sean indicadores específicos de la disfunción de las vías respiratorias pequeñas. Pruebas como la dependencia de la densidad del flujo espiratorio máximo y la dependencia de la frecuencia de la distensibilidad son difíciles de realizar y relativamente inespecíficas. No se discuten aquí. En el capítulo 8 se analiza el volumen de cierre y la pendiente de la fase III. Esta pendiente es muy sensible pero relativamente inespecífica. Los datos que mejor pueden reflejar la función de las vías respiratorias periféricas son los flujos medidos a volúmenes pulmonares bajos durante las pruebas de la CVF. Entre ellos se encuentran el FEF_{25-75}, el FEF_{50} y el FEF_{75} (*véase* fig. 2-5), pero estas pruebas tienen un rango de variación de los valores normales tan amplio que ya no se recomiendan para la interpretación de la función pulmonar.

TABLA 2-1 **Ejemplos de lesiones de las vías respiratorias principales detectadas con el circuito de flujo-volumen**
Lesiones extratorácicas variables
Parálisis de las cuerdas vocales (debido a una operación de tiroides, un tumor que invade el nervio laríngeo recurrente, esclerosis lateral amiotrófica, pospoliomielitis)
Estenosis subglótica
Neoplasia (primaria hipofaríngea o traqueal, metastásica de una lesión primaria pulmonar o mamaria)
Bocio
Lesiones intratorácicas variables
Tumor de la parte inferior de la tráquea (por debajo de la escotadura esternal)
Traqueomalacia
Estenosis
Granulomatosis con poliangitis (antes llamada *granulomatosis de Wegener*) o policondritis recidivante
Lesiones fijas
Neoplasia fija en las vías respiratorias centrales (a cualquier nivel)
Parálisis de las cuerdas vocales con estenosis fija
Estenosis fibrótica

2M • Patrones espirométricos típicos

En la tabla 2-2 se resumen los patrones típicos analizados de las pruebas. Dado que los resultados de las pruebas son inespecíficos en las lesiones de las vías respiratorias principales, no se incluyen; la medición más útil desde el punto de vista diagnóstico es el contorno del circuito de FV completo.

2N • Abordaje gestáltico para la interpretación

En lugar de limitarse a memorizar patrones como los que aparecen en la tabla 2-2, otro abordaje que resulta muy útil es comparar visualmente la curva individual de FV con la curva normal prevista (*véase* cap. 14).

En la figura 2-9A, la curva discontinua es la curva de FV normal prevista del paciente. Como primera aproximación, esta curva puede considerarse como la definición de los flujos y volúmenes espiratorios máximos que puede alcanzar el paciente. En otras palabras, define un límite mecánico a la ventilación, y todos los flujos espiratorios suelen estar en la curva o por debajo de ella (es decir, dentro del *área* bajo la curva).

Supongamos que la enfermedad pulmonar obstructiva crónica se desarrolla en el paciente con la curva normal prevista de la figura 2-9A; entonces, la curva se convierte en la mostrada en la figura 2-9B. A simple vista, este gráfico proporciona mucha información. En primer lugar, el paciente ha perdido gran parte del área normal (el *área sombreada*) y se limita a respirar

TABLA 2-2 Patrones típicos de deterioro		
Medición	**Obstructivo**	**Restrictivo**
CVF (L)	Normal a ↓	↓
VEF_1 (L)	↓	↓
VEF_1/CVF (%)	Normal a ↓	Normal a ↑
FEF_{25-75} (L/s)	↓	Normal a ↓
FEP (L/s)	Normal a ↓	Normal a ↓
FEF_{50} (L/s)	↓	Normal a ↓
Pendiente de la curva de FV	↓	↑
VVM (L/min)	↓	Normal a ↓

CVF: capacidad vital forzada espiratoria; FEF_{25-75}: flujo espiratorio forzado sobre el 50% medio de la capacidad vital forzada espiratoria; FEF_{50}: flujo espiratorio forzado después de haber exhalado el 50% de la capacidad vital forzada espiratoria; FEP: flujo espiratorio pico; FV: flujo-volumen; VEF_1: volumen espiratorio forzado en 1 s; VVM: ventilación voluntaria máxima; ↓: bajo; ↑: alto.

Observaciones:
1. Si se sospecha que la causa de la restricción es la fibrosis pulmonar, debe determinarse la capacidad de difusión (*véase* cap. 4) y la capacidad pulmonar total (*véase* cap. 3).
2. Si se sospecha que la causa de la restricción es la debilidad muscular, deben determinarse las presiones respiratorias máximas (*véase* cap. 9).
3. Para evaluar el grado de enfisema, debe determinarse la capacidad pulmonar total y la capacidad de difusión (*véanse* caps. 3 y 4).
4. Si se sospecha de asma, las pruebas deben repetirse después del tratamiento broncodilatador (*véase* cap. 5).

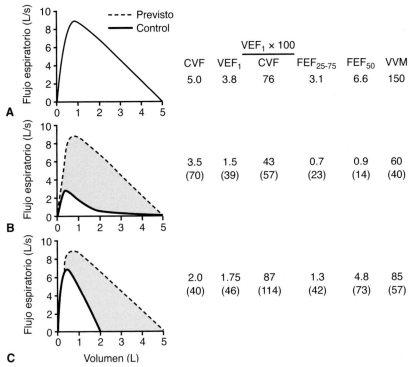

	CVF	VEF$_1$	$\dfrac{\text{VEF}_1 \times 100}{\text{CVF}}$	FEF$_{25\text{-}75}$	FEF$_{50}$	VVM
A	5.0	3.8	76	3.1	6.6	150
B	3.5 (70)	1.5 (39)	43 (57)	0.7 (23)	0.9 (14)	60 (40)
C	2.0 (40)	1.75 (46)	87 (114)	1.3 (42)	4.8 (73)	85 (57)

FIG. 2-9 Abordaje gestáltico para interpretar los datos de la función pulmonar cuando se dispone de las curvas de flujo-volumen previstas y observadas. El área sombreada entre las curvas previstas y las medidas (**B** y **C**) proporciona un índice visual del grado de limitación ventilatoria, estando ausente en el sujeto sano en **A**. **B** es típico de una obstrucción grave de las vías respiratorias. **C** es típico de un proceso restrictivo pulmonar grave. CVF: capacidad vital forzada espiratoria; FEF$_{25\text{-}75}$: flujo espiratorio forzado sobre el 50% medio de la capacidad vital forzada espiratoria; FEF$_{50}$: flujo espiratorio forzado después de haber exhalado el 50% de la capacidad vital forzada espiratoria; VEF$_1$: volumen espiratorio forzado en 1 s; VVM: ventilación voluntaria máxima.

en el área reducida bajo la curva medida. Claramente, hay una limitación ventilatoria grave. La forma cóncava de la curva de FV y la baja pendiente indican un proceso *obstructivo*. Incluso antes de mirar los valores de la derecha, se puede determinar que la CVF y el FEP están reducidos y que el VEF$_1$, el cociente VEF$_1$/CVF, el FEF$_{25\text{-}75}$ y el FEF$_{50}$ también deben reducirse. Como la VVM está confinada en esta zona reducida, también disminuirá. Las cifras de la figura lo confirman.

A continuación, consideremos la figura 2-9C, en la que el paciente tiene fibrosis pulmonar intersticial. De nuevo, un vistazo al gráfico revela una pérdida sustancial de área, lo que indica una limitación ventilatoria moderadamente grave. La pronunciada pendiente de la curva de FV y la reducción de la CVF concuerdan con un proceso *restrictivo*. También se puede determinar un VEF$_1$ reducido pero un cociente VEF$_1$/CVF normal, y se puede esperar que los flujos (FEF$_{25\text{-}75}$ y FEF$_{50}$) sean normales o reducidos. La VVM estará mejor conservada que la mostrada en la figura 2-9B, porque todavía pueden desarrollarse flujos espiratorios altos, aunque en un rango de volumen restringido. Las cifras confirman estas conclusiones.

El abordaje gestáltico puede ser un primer paso útil para analizar los datos de la función pulmonar. El Dr. Hyatt estimó el grado de limitación ventilatoria sobre la base de la pérdida de área bajo la curva de FV normal prevista, las *áreas sombreadas* en la figura 2-9B y C. Definió arbitrariamente una pérdida de área del 25% como leve, del 50% como moderada y del 75% como limitación ventilatoria grave, aunque esto no se correlaciona necesariamente con otros sistemas de clasificación de la gravedad del deterioro en las pruebas de función pulmonar.

REFERENCIAS

1. Fry DL, Hyatt RE. Pulmonary mechanics. *Am J Med* 29:672, 1960.
2. Hankinson JL, Odencrantz JR, Fedan KB. Spirometric reference values from a sample of the general U.S. population. *Am J Respir Crit Care Med* 159:179–187, 1999.
3. Pellegrino R, Viegi G, Brusasco V, et al. Interpretative strategies for lung function tests. *Eur Respir J* 26:948–968, 2005.
4. Hyatt RE, Cowl CT, Bjoraker JA, Scanlon PD. Conditions associated with an abnormal nonspecific pattern of pulmonary function tests. *Chest* 135:419–424, 2009.
5. Miller RD, Hyatt RE. Obstructing lesions of the larynx and trachea: clinical and physiologic characteristics. *Mayo Clin Proc* 44:145–161, 1969.

Capítulo 3

Volúmenes pulmonares estáticos (absolutos)

Las mediciones de los llamados *volúmenes pulmonares estáticos* (o absolutos) suelen ser informativas.[1] Las más importantes son la capacidad vital (CV), el volumen residual (VR) y la capacidad pulmonar total (CPT). La CV se mide haciendo que el paciente inhale al máximo y luego exhale *lenta* y completamente. Esta CV se denomina *capacidad vital lenta* (CVL). Similar a la CVL es la capacidad vital inspiratoria (CVI). El paciente respira de manera normal y luego exhala lenta y completamente e inhala al máximo. La CVL y la CVI ofrecen resultados similares. En este libro se utiliza la CVL en lugar de la CVI.

Con una exhalación completa, todavía hay aire en los pulmones. Este volumen restante es el VR. El VR puede visualizarse comparando las radiografías de tórax inspiratorias y espiratorias (fig. 3-1). El hecho de que los pulmones no se colapsen completamente en la espiración completa es importante desde el punto de vista fisiológico. Con el colapso completo, se produciría una hipoxemia transitoria porque la sangre venosa mixta que llega a los pulmones no tendría oxígeno que recoger. Además, la insuflación de un pulmón colapsado requiere presiones de insuflación muy elevadas, que fatigarían rápidamente los músculos respiratorios y podrían desgarrar el pulmón, provocando un *neumotórax*. Este es el problema de los lactantes que nacen con el síndrome de dificultad respiratoria, en el que partes del pulmón pueden colapsar (desde unidades acinares individuales hasta lóbulos enteros) al final de la espiración.

El VR puede medirse y añadirse a la CVL para obtener la CPT. Alternativamente, se puede medir la CPT y restarle la CVL para obtener el VR. El valor de estos volúmenes se analiza a continuación.

3A • Capacidad vital lenta

Por lo general, la CVL y la capacidad vital forzada (CVF; tratada en el cap. 2) espiratoria son idénticas, como se muestra en la parte superior de la figura 3-2. Con la obstrucción de las vías respiratorias, como en la enfermedad pulmonar obstructiva crónica (EPOC) o el asma, la CVF puede ser considerablemente menor que la CVL, como se muestra en la parte inferior de la figura 3-2. La diferencia entre la CVL y la CVF refleja el atrapamiento del aire en los pulmones. Los flujos más elevados durante la maniobra de CVF provocan un estrechamiento excesivo y el cierre de las vías respiratorias enfermas en la EPOC, por lo que los pulmones no pueden vaciarse tan completamente como durante la maniobra de CVL. Aunque el atrapamiento es de interés para el fisiólogo, tiene un valor limitado como recurso de medición clínica. Sin embargo, explica las posibles discrepancias entre los volúmenes de la CVL y la CVF.

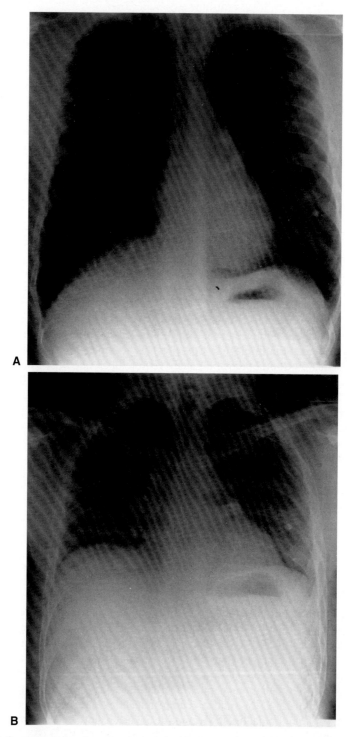

FIG. 3-1 Radiografías obtenidas de un paciente sano en plena inspiración (es decir, en capacidad pulmonar total, **A**) y en plena espiración (**B**), en las que el aire que queda en los pulmones es el volumen residual.

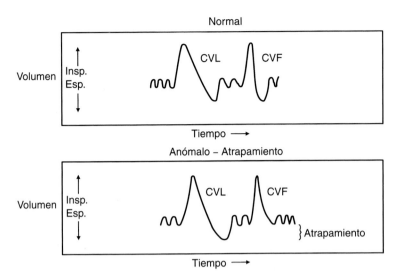

FIG. 3-2   Espirograma de un paciente sano durante varias maniobras comparado con el de un paciente con enfermedad pulmonar obstructiva que muestra atrapamiento. CVF: capacidad vital forzada espiratoria; CVL: capacidad vital lenta; esp.: espiración; insp.: inspiración.

3B ● Volumen residual y capacidad pulmonar total

En la figura 3-3 se representan los volúmenes pulmonares estáticos de mayor interés. El VR se mide (*véase* p. 26) y se añade a la CVL para obtener la CPT. El *volumen de reserva espiratorio* (VRE) es el volumen de aire que se puede exhalar tras una espiración normal durante una respiración tranquila (respiración corriente). El volumen empleado durante la respiración corriente es el *volumen corriente*. El *volumen de reserva inspiratorio* es el volumen de aire

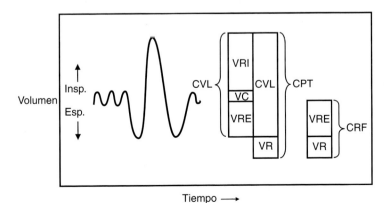

FIG. 3-3   Varios volúmenes pulmonares estáticos (o absolutos). La capacidad pulmonar total (CPT) es la suma del volumen residual (VR) y la capacidad vital lenta (CVL). La CVL es la suma del volumen de reserva inspiratorio (VRI), el volumen corriente (VC) y el volumen de reserva espiratorio (VRE). La capacidad residual funcional (CRF) es la suma del VR y el VRE. Esp.: espiración; insp.: inspiración.

que se puede inhalar al final de una inspiración corriente normal. La suma del VRE y el VR se denomina *capacidad residual funcional* (CRF).

El *VR* es el volumen de aire restante en los pulmones al final de una maniobra espiratoria completa. Se determina mediante los límites de movimiento de la pared torácica o del colapso o compresión de las vías respiratorias. En los trastornos restrictivos, el límite de la compresión de la pared torácica por parte de los músculos de la pared torácica determina el VR. En los trastornos obstructivos, el colapso de las vías respiratorias impide la salida de aire de los pulmones, lo que determina la cantidad máxima exhalada. En la enfermedad obstructiva, el VR está aumentado. Hay una excepción: el VR puede aumentar en algunos adultos jóvenes y sanos que no pueden comprimir completamente la pared torácica. En estos casos, se produce una curva como la que se muestra en la figura 2-6E (p. 14). La CPT está aumentada en la mayoría de los pacientes con obstrucción crónica. Sin embargo, no suele aumentar en el asma. Por último, para diagnosticar con seguridad un proceso *restrictivo*, la CPT debe estar *disminuida*.

La CRF interesa sobre todo a los fisiólogos. Es el volumen pulmonar en el que la retracción elástica hacia dentro del pulmón se equilibra con las fuerzas elásticas hacia fuera de la pared torácica relajada (caja torácica y abdomen). Normalmente es del 40-50% de la CPT. Cuando la elasticidad pulmonar disminuye, como en el enfisema, la CRF se incrementa. También aumenta en menor medida con el envejecimiento normal. Ante la mayor retracción pulmonar en la fibrosis pulmonar, la CRF decrece.

> **CONSEJO** ● La CRF normalmente es menor cuando un paciente está en posición de decúbito supino que cuando está sentado o de pie. Cuando una persona está erguida, el pesado contenido abdominal tira del diafragma relajado hacia abajo, expandiendo tanto la caja torácica como los pulmones. En decúbito supino, la gravedad ya no tira del contenido abdominal hacia abajo; en cambio, el contenido tiende a empujar el diafragma hacia arriba y, por lo tanto, la CRF disminuye. La menor CRF y, por ende, el menor volumen pulmonar en decúbito supino pueden interferir en el intercambio gaseoso en los pacientes con diversos tipos de enfermedades pulmonares y en los adultos mayores. La sangre extraída mientras estos pacientes están en decúbito supino puede mostrar una presión anormalmente baja de oxígeno en la sangre arterial. A menudo se produce un efecto similar en los pacientes muy obesos.

3C ● Cómo se miden los volúmenes pulmonares

Por lo general, la CRF se mide mediante uno de los métodos que se describen a continuación. Si se resta el VRE de la CRF, se obtiene el VR y, como se ha señalado, si se añade el VR a la CVL, se obtiene la CPT (*véase* fig. 3-3).

Como se muestra en la figura 3-2, la CVL puede ser mayor que la CVF en la enfermedad obstructiva. Si se añade la CVF al VR, la CPT será menor que si se utiliza la CVL. Por el contrario, si la CVF es menor que la CVL y el VR se calcula restando la CVF de la CPT medida, se calculará un VR alto. Por convención, y en este libro, se utiliza la CVL para calcular el volumen pulmonar estático. Como alternativa, en los Estados Unidos se emplea la CVF, no la

CVL, para calcular el cociente entre el volumen espiratorio forzado en 1 s y la CVF (VEF$_1$/CVF). Las ecuaciones de referencia europeas usan el cociente VEF$_1$/CVL, también llamado *índice de Tiffeneau*.

Los tres métodos más utilizados para medir la CRF (de la que se obtiene el VR) son el lavado de nitrógeno, la dilución de gas inerte y la pletismografía. Si no se dispone de ellos, se puede recurrir a un método radiográfico.

Método de lavado de nitrógeno

El principio de este procedimiento se ilustra en la figura 3-4. Al final de una espiración normal, el paciente es conectado al sistema.

El pulmón contiene un volumen desconocido (Vx) de aire que contiene un 75-78% de nitrógeno. Con la inspiración de oxígeno sin nitrógeno y la exhalación en una bolsa separada, se puede lavar todo el nitrógeno del pulmón. Se mide el volumen de la bolsa espirada y su concentración de nitrógeno, y el volumen desconocido se obtiene con la ecuación simple de balance de masas. En la práctica, el procedimiento se termina después de 7 min y no se elimina todo el nitrógeno del pulmón, pero esto se corrige fácilmente. Este procedimiento subestima la CRF en los pacientes con obstrucción de las vías respiratorias, porque en esta alteración hay regiones pulmonares que están muy mal ventiladas y, por lo tanto, pierden muy poco de su nitrógeno. Se puede obtener una estimación más real de la enfermedad obstructiva si esta prueba se prolonga durante 15 o 20 min. Sin embargo, en este caso la prueba resulta desagradable a los pacientes.

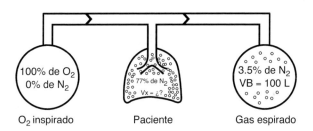

Volumen inicial de N$_2$ en el paciente – 0.8 (Vx)
Vx = CRF
Volumen final de N$_2$ en la bolsa espirada = 0.035 (VB)
VB = 0.035 (100)
No hay pérdida de N$_2$ del sistema,
así que el volumen inicial de N$_2$ = volumen final de N$_2$
0.8 (Vx) = (0.035)(100)
Vx = 4.37 L = CRF

FIG. 3-4   Método de lavado de nitrógeno para medir la capacidad residual funcional (CRF). El volumen inicial de nitrógeno (N$_2$) en los pulmones en la CRF es igual al 77% de N$_2$ × volumen de la CRF. El volumen de N$_2$ del oxígeno (O$_2$) inhalado es cero. El volumen de N$_2$ lavado fuera del pulmón se calcula como se muestra, y la CRF, o volumen desconocido (Vx), se obtiene resolviendo la ecuación de balance de masas, 0.77 (Vx) = 0.035 (volumen de la bolsa [VB]).

Técnica de dilución de gas inerte

El concepto se ilustra en la figura 3-5. Se puede utilizar helio, argón o neón. El sistema de función pulmonar contiene un volumen de gas conocido (V1). En la figura 3-5, C_1 es helio con una concentración conocida. En la CRF, el paciente es conectado al sistema y vuelve a respirar hasta que la concentración de helio alcanza una meseta, lo que indica concentraciones iguales de helio (C_2) en el espirómetro y en los pulmones. Debido a que en esencia no se absorbe el helio, las ecuaciones 1 y 2 pueden combinarse y resolverse para encontrar Vx, la CRF. En la práctica, se añade oxígeno al circuito para sustituir el que consume el paciente y se absorbe dióxido de carbono para evitar la hipercapnia. Al igual que con la técnica de lavado de nitrógeno, el método de dilución de gases subestima la CRF en los pacientes con obstrucción de las vías respiratorias.

Pletismografía

El principio de la pletismografía es sencillo. La teoría se basa en la ley de Boyle, la cual establece que el producto de la presión y el volumen de un gas es constante en condiciones de temperatura constante (isotérmica). El aire en los pulmones es isotérmico debido a su íntimo contacto con la sangre capilar. La técnica se muestra en la figura 3-6 con el pletismógrafo corporal estándar de volumen constante. Una característica atractiva de esta técnica es que se pueden obtener rápidamente varias mediciones del VR y la CPT. Esto no es posible con los métodos de lavado y dilución porque la composición

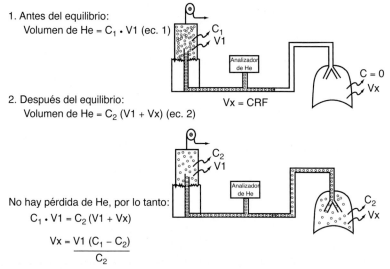

FIG. 3-5 Técnica de dilución de helio para medir la capacidad residual funcional (CRF). Antes de la prueba, no hay helio (He) en los pulmones (volumen desconocido [Vx]), y hay un volumen conocido de He en el espirómetro y los tubos: la concentración de He (C_1) por el volumen del espirómetro y los tubos de conexión (V1). En equilibrio, la concentración de He (C_2) es uniforme en todo el sistema. La ecuación de equilibrio de masas ahora puede resolverse para encontrar Vx, la CRF.

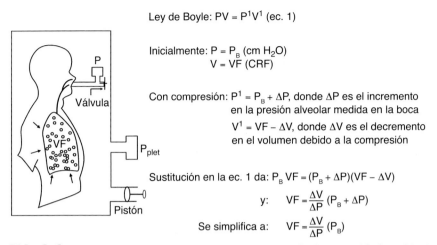

Ley de Boyle: $PV = P^1V^1$ (ec. 1)

Inicialmente: $P = P_B$ (cm H_2O)
$V = VF$ (CRF)

Con compresión: $P^1 = P_B + \Delta P$, donde ΔP es el incremento en la presión alveolar medida en la boca

$V^1 = VF - \Delta V$, donde ΔV es el decremento en el volumen debido a la compresión

Sustitución en la ec. 1 da: $P_B\,VF = (P_B + \Delta P)(VF - \Delta V)$

y: $\quad VF = \dfrac{\Delta V}{\Delta P}(P_B + \Delta P)$

Se simplifica a: $\quad VF = \dfrac{\Delta V}{\Delta P}(P_B)$

FIG. 3-6 Equipo y mediciones necesarias para medir la capacidad residual funcional (CRF) utilizando un pletismógrafo corporal y aplicando la ley de Boyle (ec. 1). El sujeto está sentado dentro de un pletismógrafo hermético y la presión en este (P_{plet}) varía con los cambios en el volumen pulmonar. Cuando el sujeto deja de respirar, la presión alveolar es igual a la presión barométrica (P_B). Considere lo que ocurre si la válvula de la boca se cierra al final de una espiración tranquila, es decir, en la CRF. A medida que el sujeto realiza un esfuerzo espiratorio contra la válvula cerrada, la presión alveolar aumenta en una cantidad (ΔP) que se mide con el medidor bucal, P. El volumen pulmonar disminuye como resultado de la compresión del gas, en ausencia de flujo de aire, y por lo tanto la P_{plet} disminuye. El cambio en la P_{plet} proporciona una medición del cambio en el volumen (ΔV), como sigue. Con el sujeto conteniendo la respiración momentáneamente, se pone en marcha la bomba de pistón y los cambios de volumen conocidos producen cambios conocidos en la P_{plet}. Estas mediciones proporcionan todos los datos necesarios para resolver la ecuación anterior para encontrar el volumen desconocido de este pulmón (VF). La ecuación final se simplifica omitiendo ΔP de la cantidad ($P_B + \Delta P$). Dado que ΔP es pequeña (~20 cm H_2O) en comparación con la P_B (~1 000 cm de H_2O), puede despreciarse. P: presión; PV: producto de la presión y el volumen; V: volumen.

del aire alveolar debe volver al estado de control antes de que se puedan repetir estas pruebas, un proceso que suele durar entre 10 y 20 min en los pacientes con EPOC. El método pletismográfico esencialmente mide todos los gases del pulmón, incluidos los de las zonas mal ventiladas. Así, en la EPOC, la CRF, el VR y la CPT obtenidos con este método suelen ser mayores y más precisos que los obtenidos con los métodos de gases. En algunos casos, la CPT de un paciente con EPOC puede ser de 2-3 L más con la pletismografía que con otros métodos.

Método radiográfico

Si los métodos anteriores no están disponibles, los métodos radiográficos pueden proporcionar una buena estimación de la CPT. Las radiografías posteriores-anteriores y laterales se obtienen mientras el paciente mantiene la respiración en la CPT. La CPT se estima por planimetría o por el método elíptico.[2] La técnica radiográfica se compara favorablemente con el método pletismográfico corporal y es más precisa que los métodos de gases en los pacientes con EPOC. También es precisa en los pacientes con fibrosis pulmonar. La técnica no es difícil, pero requiere que las radiografías se obtengan en inspiración máxima. También se han desarrollado métodos para calcular la CPT a partir de tomografías computarizadas de tórax. Estos pueden ser bastante precisos, pero también dependen de la obtención de imágenes en la CPT.

3D • Importancia del volumen residual y la capacidad pulmonar total

El conocimiento del VR y de la CPT puede ayudar a determinar si la causa de la disminución de la CVF y del VEF_1 es un proceso restrictivo o uno obstructivo. Esta distinción no siempre es evidente en las curvas de flujo-volumen (FV). Las tomografías computarizadas y las radiografías de tórax pueden ayudar cuando hay una hiperinsuflación o una fibrosis notables. Curiosamente, la presencia de enfisema en la tomografía computarizada no se asocia invariablemente con la obstrucción en las pruebas de función pulmonar. De hecho, es una de las causas habituales de una reducción aislada de la capacidad de difusión pulmonar para el monóxido de carbono (DLCO) con una espirometría y volúmenes pulmonares normales.

Como se indica en la sección 2F, página 11, el cociente VEF_1/CVF suele proporcionar la respuesta. Sin embargo, en un paciente con asma que no presenta sibilancias y tiene una CVF y un VEF_1 disminuidos, tanto el cociente VEF_1/CVF como la pendiente de la curva de FV pueden ser normales. En este caso, el VR debe estar ligeramente aumentado, pero la CPT suele ser normal.

La CPT y el VR suelen estar aumentados en la EPOC, en especial en el enfisema. Por lo general, el VR se incrementa de manera proporcional más que la CPT, y por lo tanto el cociente VR/CPT también aumenta. La CPT y el VR también están elevados en la acromegalia, pero el cociente VR/CPT es normal.

Por definición, la CPT está reducida en la enfermedad restrictiva, y el VR puede estar disminuido, pero no necesariamente. El diagnóstico de un proceso restrictivo no puede hacerse con confianza a menos de que haya evidencia de una disminución de la CPT. La evidencia puede ser la medición directa de la CPT o la reducción de volumen aparente que se observa en la radiografía de tórax, o puede ser sugerida por la presencia de una pendiente muy pronunciada de la curva de FV (*véase* fig. 2-4, p. 10).

> **CONSEJO** ● La resección pulmonar por cáncer de pulmón o bronquiectasias disminuye el VR y la CPT, pero se trata de un proceso restrictivo poco habitual. Debido a que a menudo existe una obstrucción asociada de las vías respiratorias, el cociente VR/CPT puede ser anormalmente alto. Además, se apreciará un proceso obstructivo por la forma de la curva de FV y un cociente VEF_1/CVF disminuido. Se trata de un patrón mixto restrictivo-obstructivo.

3E • Ampliación del abordaje gestáltico de los datos del volumen pulmonar absoluto

En la figura 3-7 se muestran las curvas de FV de la figura 2-9 (p. 21) como una forma de considerar los cambios que podrían esperarse en los volúmenes pulmonares absolutos. En la figura 3-7A se representan los resultados en un individuo sano: CPT de 7 L, VR de 2 L y cociente VR/CPT del 29%.

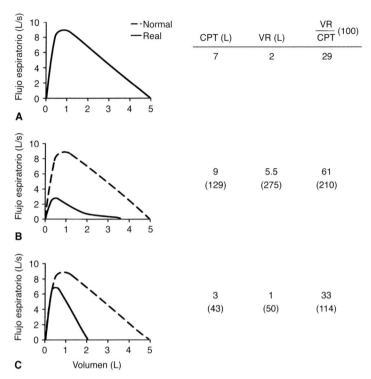

FIG. 3-7 **Más información sobre la aplicación del abordaje gestáltico que se presenta en la figura 2-9, p. 21.** Observe que el área entre las curvas de flujo-volumen previstas (*línea discontinua*) y las observadas (*línea continua*) no está sombreada. **A.** Patrón normal. **B.** Obstrucción grave. **C.** Restricción pulmonar grave. Las cifras entre paréntesis son los porcentajes de la normalidad prevista. CPT: capacidad pulmonar total; VR: volumen residual.

En la figura 3-7B se observa una grave limitación ventilatoria debida a la obstrucción de las vías respiratorias. Además de los flujos reducidos, se espera que la CPT y el VR aumenten, el VR más que la CPT, de modo que el cociente VR/CPT también será anómalo. Estas expectativas se ven confirmadas por los valores de la derecha de la figura. No obstante, hay que tener en cuenta el efecto de la resección pulmonar en la EPOC (*véase* secc. 3D).

La curva de FV de la figura 3-7C es compatible con una limitación ventilatoria grave debida a un proceso restrictivo. Este diagnóstico requiere que la CPT esté disminuida, y se espera que en esencia el cociente VR/CPT sea normal. Los valores de la derecha de la figura confirman estas expectativas.

Una pregunta con respecto a la figura 3-7C es: «¿Cuál es la causa de este proceso restrictivo?». La respuesta a esta pregunta requiere de la revisión de la figura 2-3 (p. 8), en la que hay que tener en cuenta todas las enfermedades menos las obstructivas. La mayoría de los procesos restrictivos pueden evaluarse a partir de la anamnesis, la exploración física y la radiografía de tórax. En la fibrosis, se espera que la capacidad de difusión (analizada en el cap. 4) se reduzca y los cambios radiográficos sean evidentes. Por lo general, se puede *descartar* un esfuerzo deficiente del paciente evaluando la curva de FV (*véase* fig. 2-6, p. 14) y observando que el paciente realiza esfuerzos reproducibles.

Se observa una curva similar a la de la figura 3-7C pero con flujos máximos reducidos en los pacientes con pulmones normales en los que se desarrolla un trastorno neuromuscular como la esclerosis lateral amiotrófica. En este caso, la ventilación voluntaria máxima suele reducirse (*véase* secc. 2I, p. 15). Además, con este decremento de la CVF, se reduce la fuerza muscular respiratoria máxima, como se comenta en el capítulo 9. Curiosamente, los pacientes con parálisis diafragmática bilateral pueden presentar este patrón. No obstante, estos pacientes difieren en que su disnea se vuelve extrema, y a menudo intolerable, cuando se acuestan.

Algunos pacientes con obesidad mórbida también muestran el patrón de la figura 3-7C. Tienen un cociente muy anómalo entre el peso (en kilogramos) y la estatura (en metros) al cuadrado, es decir, el índice de masa corporal (IMC), que se ha convertido en el índice estándar de la obesidad. Un IMC superior a 25 kg/m^2 se considera sobrepeso. Cualquier persona con un IMC de 30 kg/m^2 o más se considera obesa. En nuestro laboratorio, observamos que un IMC superior a 35 kg/m^2 se asocia con una reducción media del 5-10% de la CVF (datos no publicados). Sin embargo, hay una gran variación: algunos individuos obesos tienen volúmenes pulmonares normales, mientras que otros están afectados de forma más grave. Estas diferencias están relacionadas, en parte, con la distribución de la grasa o con la relación entre la masa grasa y la masa muscular.[3] Las personas con cintura grande o con un cociente cintura/cadera grande están más afectadas.

En la figura 3-8 se observan dos curvas en las que el VEF_1 y la CVF están reducidos y el cociente VEF_1/CVF es normal. Ambas son *compatibles* con un proceso restrictivo. Sin embargo, en ambos casos la CPT es normal. Por lo tanto, *no se puede* hacer el diagnóstico de un proceso restrictivo. En este

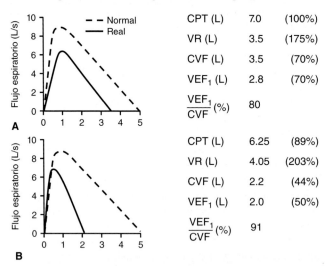

CPT (L)	7.0	(100%)
VR (L)	3.5	(175%)
CVF (L)	3.5	(70%)
VEF_1 (L)	2.8	(70%)
$\dfrac{VEF_1}{CVF}$ (%)	80	

CPT (L)	6.25	(89%)
VR (L)	4.05	(203%)
CVF (L)	2.2	(44%)
VEF_1 (L)	2.0	(50%)
$\dfrac{VEF_1}{CVF}$ (%)	91	

FIG. 3-8 A y B. Ejemplos de patrón inespecífico en el que el volumen espiratorio forzado en 1 s (VEF_1) y la capacidad vital forzada espiratoria (CVF) se reducen proporcionalmente, dando un cociente VEF_1/CVF normal, y la capacidad pulmonar total (CPT) es normal. Las cifras entre paréntesis son los porcentajes de la predicción normal. Observe que el volumen residual (VR) aumenta. Esto no debe confundirse con los trastornos obstructivos anteriormente comentados, en los que el VR también está incrementado. *Véase* secc. 3G.

caso, se aplica el término *patrón inespecífico* (PIE) (*véanse* secc. 2F, p. 11 y 12, y secc. 3G).

A veces se puede hacer un diagnóstico más definitivo. Por ejemplo, en la figura 3-8A se muestra un desplazamiento paralelo de la curva de FV. La limitación ventilatoria es de leve a moderada. Este hallazgo es frecuente en el asma leve.[4] La CPT es normal, y el VR y el cociente VR/CPT están ligeramente aumentados. La anamnesis puede ser concordante con el asma con o sin sibilancias. El paciente suele presentar un aumento de los flujos espiratorios superior al normal en la curva de FV tras el uso de un broncodilatador inhalado. Si esto no ocurre, se puede recomendar una prueba de provocación con metacolina o una medición de óxido nítrico exhalado para intentar descubrir un posible proceso asmático. Estos procedimientos se analizan en el capítulo 5.

En la figura 3-8B se muestra un PIE de grado moderado. En este caso, la pendiente de la curva de FV está aumentada, pero no hay evidencia clínica de afectación del parénquima, y la DLCO (*véase* cap. 4) es normal, al igual que la CPT. Este patrón también puede ocurrir en los pacientes con asma relativamente inactiva. Una anamnesis y exploración física exhaustivas pueden descubrir el problema. La respuesta a un broncodilatador puede ser marcada, o los resultados de la prueba de provocación con metacolina pueden ser positivos.

Estudiamos una muestra aleatoria de 100 pacientes con PIE (ref. 4, cap. 2). Todos tenían una CPT por pletismografía y una capacidad de difusión dentro de los límites normales; por lo tanto, se descartó la restricción. Había 62 hombres y 38 mujeres de 20 años de edad o más. La hiperreactividad de las vías respiratorias basada en la respuesta al broncodilatador o en la prueba de provocación con metacolina fue frecuente. Cincuenta de los pacientes eran obesos. El 16% presentaban indicios de EPOC a pesar de un cociente VEF_1/CVF normal. Si se encuentra este PIE, las pruebas de hiperreactividad de las vías respiratorias deben realizarse mediante el método del broncodilatador o de la metacolina, y ocasionalmente pueden estar indicados ambos. En un estudio posterior de 1289 pacientes, el PIE persistió en el 64% de los pacientes durante al menos 3 años.[5] Se confía mucho en los valores normales previstos de las curvas de FV. La tabla 3-1 es una ampliación de la tabla 2-2 (p. 20): se añaden la CPT, el VR y el cociente VR/CPT.

3F • Patrón mixto obstructivo-restrictivo

Ocasionalmente, es posible encontrarse con un paciente sin antecedentes de resección pulmonar cuya prueba muestra una CPT disminuida (restricción) así como un cociente VEF_1/CVF reducido (obstrucción). Esto ocurre en el 1-2% de las pruebas de función pulmonar completas. Para evaluar el grado de obstrucción, se suele emplear el porcentaje de reducción del VEF_1. Sin embargo, en este caso, parte de la reducción del VEF_1 se debe a la disminución de la CPT. Para corregir esto, se recomienda el siguiente método:[6] divida el porcentaje del VEF_1 previsto entre el porcentaje de la CPT prevista. Por ejemplo, un individuo tiene una CPT de 6 L que es el 70% previsto y un VEF_1 del 40% previsto. El 40% del VEF_1 se divide entre el 70% de la CPT (40/70 = 57% previsto), así que el grado de obstrucción se ajusta al alza del 40% al 57%, un grado moderado o moderadamente grave, en lugar de uno grave.

TABLA 3-1	Patrones típicos de deterioro	
Medición	Obstructivo	Restrictivo
CVF (L)	↓	↓
VEF$_1$ (L)	↓	↓
VEF$_1$/CVF (%)	N a ↓	N a ↑
FEF$_{25-75}$ (L/s)	↓	N a ↓
FEP (L/s)	N a ↓	N a ↓
FEF$_{50}$ (L/s)	↓	N a ↓
Pendiente de la curva de FV	↓	↑
VVM (L/min)	↓	N a ↓
CPT	N a ↑	↓
VR	↑	↓ a N a ↑
VR/CPT (%)	↑	N a ↑

CPT: capacidad pulmonar total; CVF: capacidad vital forzada espiratoria; FEF$_{25-75}$: flujo espiratorio forzado sobre el 50% medio de la capacidad vital forzada espiratoria; FEF$_{50}$: flujo espiratorio forzado después de haber exhalado el 50% de la capacidad vital forzada espiratoria; FEP: flujo espiratorio pico; FV: flujo-volumen; N: normal; VEF$_1$: volumen espiratorio forzado en 1 s; VVM: ventilación voluntaria máxima; VR: volumen residual; ↓: bajo; ↑: alto.

3G • Patrón inespecífico

Entre el 18 y el 20% de las espirometrías realizadas en nuestro laboratorio presentan un patrón que sugiere restricción, es decir, una CV reducida con un cociente VEF$_1$/CVF normal. Los investigadores de COPDGene lo han denominado *espirometría alterada con el cociente conservado* (PRISm, *preserved ratio impaired spirometry*).[7] En estos casos, si se miden los volúmenes pulmonares, estos confirman la impresión de restricción solo en un 50%. La otra mitad tiene la curiosa combinación de una CVF disminuida con una CPT y un cociente VEF$_1$/CVF normales. Antes de 2009, no había ningún nombre para este patrón. Ese año publicamos un artículo en el que lo denominamos *patrón inespecífico* y describimos sus características (*véase* fig. 3-8). De los pacientes con este patrón, el 62% eran hombres, y más de la mitad presentaban indicios de un trastorno obstructivo, a pesar del cociente VEF$_1$/CVF normal. Muchos tenían asma. La obesidad era frecuente: el 77% tenía sobrepeso (IMC ≥ 25 kg/m^2), el 50% era obeso (IMC ≥ 30 kg/m^2) y el 25% era muy obeso (IMC ≥ 35 kg/m^2). De la minoría sin obesidad ni asma, encontramos pacientes con insuficiencia cardíaca, debilidad muscular, cáncer y anomalías de la pared torácica.[8] En un estudio posterior, descubrimos que el PIE persiste a lo largo de 3-5 años de seguimiento en el 64% de los individuos, mientras que el 16% evolucionan a la restricción, el 15% a la obstrucción, el 3% a la normalidad y el 2% al patrón mixto.[5] En datos no publicados, descubrimos que, de los pacientes con el PIE, el 50% tienen una mayor resistencia de las vías respiratorias.

3H • Patrón restrictivo complejo

En los trastornos restrictivos típicos (p. ej., enfermedad intersticial), los volúmenes pulmonares se reducen de manera proporcional. La CPT y la CV disminuyen en grados similares, y el VR puede ser normal o estar reducido. No obstante, no es infrecuente encontrar un caso de restricción en el que la CV se reduce en mayor medida que la CPT, a veces mucho mayor. Por ejemplo, la CPT puede estar solo ligeramente reducida al 72% previsto, mientras que la CV está gravemente reducida al 38% previsto. En estos casos, el VR aumenta, no disminuye. ¿Qué hacer en estos casos? Los intérpretes de la función pulmonar han debatido si deben calificar la gravedad de estos casos restrictivos con base en el porcentaje previsto de CPT o en el porcentaje previsto de CVF. La mayoría utilizan la primera. En el ejemplo anterior, si se usa el porcentaje de CPT previsto, se llamaría *restricción leve*, mientras que si se emplea el porcentaje de CVF previsto, se consideraría *restricción grave*. ¿Podría tratarse de una restricción de leve a grave? Hace unos años, yo (PDS) consideré este dilema y con una breve revisión de tales casos observé anecdóticamente que en la mayoría de ellos había «algo más» que contribuía a la reducción de la CVF. Esa observación dio lugar a nuestro estudio que describe el trastorno restrictivo complejo. Cuando el porcentaje de CVF previsto es más de un 10% menor que el porcentaje de CPT previsto, suele haber «algo más», como debilidad muscular, limitación de la pared torácica (incluida la obesidad), mal rendimiento u obstrucción oculta. El cociente VR/CPT está aumentado tanto en la restricción compleja como en el PIE (la obstrucción no es la única causa de un VR/CPT elevado).[9] En muchos casos, son útiles las mediciones de las presiones respiratorias máximas. Además, estos pacientes a menudo pueden caracterizarse con mayor detalle con estudios de imagen o evaluaciones clínicas adicionales.

3I • Efecto del esfuerzo en la curva de flujo-volumen

Este es un tema importante que a menudo se descuida. En la figura 3-9 se ilustra cómo la variación en el esfuerzo puede afectar la curva de FV y, por

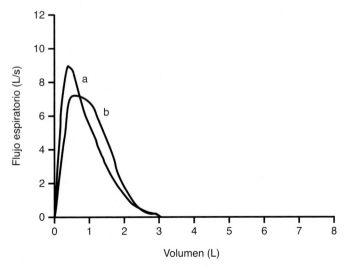

FIG. 3-9 Dos curvas consecutivas de flujo-volumen máximo. El esfuerzo fue normal durante la curva *a* y el volumen espiratorio forzado en 1 s (VEF$_1$) fue de 2.31 L. El esfuerzo durante la curva *b* fue ligeramente inferior. Esto se refleja en el menor flujo máximo de 7.2 L/s. Sin embargo, el VEF$_1$ de la curva *b* fue de 2.70 L, que fue un 17% mayor que el de la curva *a*.

lo tanto, el valor del VEF_1. El paciente produjo dos curvas de FV espiratorias con igual volumen exhalado, pero el esfuerzo durante la curva b fue menos enérgico. Esto se refleja en el menor flujo espiratorio pico (FEP). ¡El resultado sorprendente es que el VEF_1 de la curva b es un 17% mayor que el de la curva a! Posteriormente, el paciente produjo dos curvas de igual esfuerzo con flujos máximos similares, y los valores del VEF_1 ahora eran los mismos. Este es el tipo de reproducibilidad de los flujos máximos que proporciona la mejor reproducibilidad del VEF_1.

El FEP se correlaciona bien con la presión (intra)pleural durante la parte inicial de la curva. En general, cuanto mayor sea la presión pleural, mayor será el FEP y más reproducible será el VEF_1. La importancia de ser consciente de esta dependencia del esfuerzo del VEF_1 puede entrar en juego cuando se evalúa la respuesta a un fármaco broncoconstrictor o a uno broncodilatador (como se comenta en el capítulo 5). También es importante cuando se comparan los cambios en el VEF_1 a lo largo del tiempo. Hay una explicación fisiológica para esta aparente paradoja de que un menor esfuerzo da lugar a un mayor flujo. Esta tiene que ver con las diferencias en el grado inicial de compresión del aire alveolar. Para reducir al mínimo este problema, procure que los flujos máximos sean agudos en todos los esfuerzos de la CVF. Si tiene varios esfuerzos de la CVF con volúmenes casi iguales, seleccione el VEF_1 de la curva con el mayor flujo máximo. Esto debería darle el VEF_1 más reproducible. De importancia adicional es que el efecto de este esfuerzo es mucho mayor en los individuos con obstrucción de las vías respiratorias.[10]

CONSEJO ● Supongamos que usted tiene estimaciones de la CPT por pletismografía y un método de dilución de gas (nitrógeno o helio). Si la CPT pletismográfica supera a la del método de dilución, se tiene una estimación del volumen pulmonar mal ventilado, característico de la obstrucción de las vías respiratorias. En la sección 4B, página 40 (*Consejo*), se describe otra estimación del volumen mal ventilado cuando se mide la DLCO.

CONSEJO ● ¿Qué determina el VR? Como los adultos sanos y las personas con obstrucción exhalan lenta y completamente, la resistencia de las vías respiratorias aumenta drásticamente a volúmenes bajos a medida que se estrechan las vías respiratorias (*véase* fig. 7-4, p. 69). Cuando la resistencia de las vías respiratorias se aproxima al infinito, no se produce más exhalación y se alcanza el VR. En este punto, las pequeñas vías respiratorias periféricas están esencialmente cerradas. A veces un aumento del VR es el primer signo de una enfermedad temprana de las vías respiratorias. Una excepción a esta descripción de cómo se determina el VR puede presentarse en los niños y adultos jóvenes, así como en las personas con limitación de la pared torácica. Su curva de FV puede mostrar un cese abrupto del flujo con un contorno similar al visto en la figura 2-6E (p. 14). Un aumento de la resistencia de las vías respiratorias no provoca el cese de la exhalación. Más bien, los músculos respiratorios no son lo suficientemente fuertes como para comprimir más la pared torácica y el abdomen. Este aumento del VR no es necesariamente anómalo y suele desaparecer con el crecimiento y el envejecimiento. Por este motivo, el término *atrapamiento de aire* debe emplearse con precaución en las personas con limitación de la pared torácica.

REFERENCIAS

1. Gibson GJ. Lung volumes and elasticity. *Clin Chest Med* 22:623–635, 2001.
2. Miller RD, Offord KP. Roentgenologic determination of total lung capacity. *Mayo Clin Proc* 55:694–699, 1980.
3. Cotes JE, Chinn DJ, Reed JW. Body mass, fat percentage, and fat free mass as reference variables for lung function: effects on terms for age and sex. *Thorax* 56:839–844, 2001.
4. Olive JT Jr, Hyatt RE. Maximal expiratory flow and total respiratory resistance during induced bronchoconstriction in asthmatic subjects. *Am Rev Respir Dis* 106:366–376, 1972.
5. Iyer VN, Schroeder DR, Parker KO, Hyatt RE, Scanlon PD. The nonspecific pulmonary function test: longitudinal follow-up and outcomes. *Chest* 139:878–886, 2011.
6. Gardner ZS, Ruppel GL, Kaminsky DA. Grading the severity of obstruction in mixed obstructive-restrictive lung disease. *Chest* 140:598–603, 2011.
7. Wan ES, Castaldi PJ, Cho MH, Hokanson JE, Regan EA, Make BJ, Beaty TH, Han MK, Curtis JL, Curran-Everett D, Lynch DA, DeMeo DL, Crapo JD, Silverman EK. Epidemiology, genetics, and subtyping of preserved ratio impaired spirometry (PRISm) in COPDGene. *Respir Research* 15:89, 2014.
8. Hyatt RE, Cowl CT, Bjoraker JA, Scanlon PD. Conditions associated with an abnormal nonspecific pattern of pulmonary function tests. *Chest* 135:419–424, 2009.
9. Clay RD, Iyer VN, Reddy DR, Siontis B, Scanlon PD. The "Complex Restrictive" pulmonary function pattern: clinical and radiologic analysis of a common but previously undescribed restrictive pattern. *Chest* 152:1258–1265, 2017.
10. Krowka MJ, Enright PL, Rodarte JR, Hyatt RE. Effect of effort on measurement of forced expiratory volume in one second. *Am Rev Respir Dis* 136:829–833, 1987.

Capítulo 4

Capacidad de difusión pulmonar

U n paso importante en la transferencia de oxígeno del aire ambiente a la sangre arterial es el proceso de *difusión*, es decir, la transferencia de oxígeno del aire alveolar a la hemoglobina dentro del eritrocito. La anatomía relevante se muestra en la figura 4-1A. La vía que siguen las moléculas de oxígeno se presenta en la figura 4-1B. Estas deben atravesar la pared alveolar, la pared capilar, el plasma y la membrana eritrocitaria, y luego combinarse con la hemoglobina.

La capacidad de difusión pulmonar (DL, *diffusing capacity of the lungs*) estima la transferencia de oxígeno del aire alveolar a los eritrocitos. La cantidad de oxígeno transferida está determinada en gran medida por tres factores. El primero de ellos es el *área* (A) de la membrana alveolocapilar, que consiste en las paredes alveolares y capilares. Cuanto mayor sea el área, mayor será la tasa de transferencia y mayor será la DL. El área está influida por el número de capilares que contienen sangre en la pared alveolar. El segundo factor es el *grosor* (*T, thickness*) de la membrana. Cuanto más gruesa sea la membrana, menor será la DL. El tercer factor es la *presión impulsora*, es decir, la diferencia de presión de oxígeno entre el aire alveolar y la sangre venosa (ΔPO_2). La presión parcial de oxígeno alveolar es mayor que la de la sangre venosa desoxigenada en la arteria pulmonar. Cuanto mayor sea esta diferencia (ΔPO_2), más oxígeno se transfiere. Estas relaciones pueden expresarse como:

$$DL \cong \frac{A \times \Delta PO_2}{T} \quad \text{(ec. 1)}$$

4A • Capacidad de difusión pulmonar para el monóxido de carbono

La DL para el oxígeno puede medirse de manera directa, algo muy difícil desde el punto de vista técnico. La medición de la capacidad de difusión pulmonar para el monóxido de carbono (DLCO, *diffusing capacity of carbon monoxide*) es mucho más fácil y ofrece un reflejo válido de la difusión del oxígeno. En esencia, se sustituye la diferencia entre las presiones parciales alveolar y venosa de monóxido de carbono (ΔPCO) por el gradiente de oxígeno en la ecuación 1.

Se han descrito varias técnicas para estimar la DLCO. La más utilizada es el método de una sola respiración (UsR) (DLCO-UsR). El paciente exhala hasta el volumen residual y luego inhala una mezcla de gases que contiene una concentración muy baja de monóxido de carbono (CO) más un gas inerte, como el helio. Después de una inhalación máxima, el paciente

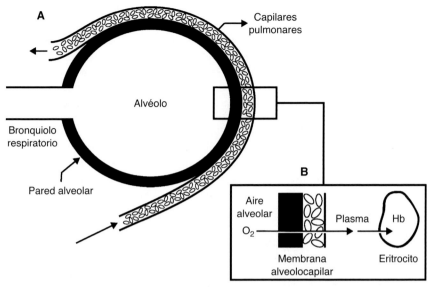

FIG. 4-1 **A.** Membrana alveolocapilar a través de la cual debe difundirse el oxígeno (O_2) para entrar en la sangre. En **B**, la pared alveolar está representada por el *rectángulo negro*. Hb: hemoglobina.

mantiene la respiración durante 10 s y luego exhala completamente. Durante la contención de la respiración, el CO se absorbe mientras el helio se equilibra con el aire alveolar. Se recoge una muestra de aire alveolar exhalado y se analiza. Midiendo la concentración del CO y el helio exhalados, se puede calcular el valor de la DLCO. El helio se utiliza para calcular el volumen alveolar (VA), que es igual a la capacidad pulmonar total (CPT) menos el espacio muerto anatómico. El CO exhalado se usa para calcular la cantidad de CO transferido a la sangre.

La DLCO se expresa en mililitros de CO absorbidos por minuto por milímetros de mercurio de presión impulsora (la diferencia entre la presión parcial en el aire alveolar y la sangre).

Los detalles técnicos de la medición de la DLCO-USR son complejos. Para mejorar la precisión y la reproducibilidad de las pruebas entre los laboratorios, la American Thoracic Society y la European Respiratory Society han establecido estándares para la realización de la prueba.[1]

4B • Valores normales de la capacidad de difusión pulmonar para el monóxido de carbono

Un valor medio normal es de 20-30 mL/min por mm Hg. Es decir, se transfieren 20-30 mL de CO por minuto por cada milímetro de mercurio de diferencia en la presión impulsora de CO, es decir, la diferencia entre la presión parcial de CO en el aire alveolar y en la sangre. Los valores normales dependen de la edad (disminuyen con el envejecimiento), el sexo (son ligeramente inferiores en las mujeres) y la estatura (las personas más altas tienen pulmones más grandes y, por lo tanto, una DLCO mayor).[2] La inclusión del helio proporciona una estimación del VA total. El cociente DLCO/VA (tal vez mejor llamado *coeficiente de transferencia de monóxido de carbono* [K_{CO}]) a menudo se considera erróneamente como la «DLCO ajustada al volumen pulmonar». De hecho, el K_{CO} no es congruente con las variaciones del volumen pulmonar en el que se mide. Aumenta de forma curvilínea si se mide a menos de la CPT. Así, en los pacientes con enfermedades pulmonares restrictivas, no es infrecuente tener un K_{CO} normal. Esto no debe considerarse una «DLCO normal ajustada al volumen».[3]

Con los equipos de función pulmonar más antiguos, algunos pacientes con capacidades vitales pequeñas no podían exhalar una cantidad suficiente de la mezcla de gases para realizar una prueba válida. Los sistemas más recientes con analizadores rápidos de gases son capaces de llevar a cabo mediciones válidas con la mayoría de estos pacientes.

CONSEJO ● En el paciente sano, el VA es casi igual a la CPT y puede utilizarse como una estimación de esta última. El VA también es una buena estimación de la CPT en la mayoría de las afecciones restrictivas. En las enfermedades obstructivas, debido a la distribución desigual de la ventilación, el VA subestima la CPT, al igual que las técnicas de lavado con nitrógeno y de dilución de gas inerte (*véase* secc. 3C, p. 26). La diferencia entre la CPT obtenida con la pletismografía y el VA puede utilizarse como una estimación de la gravedad de la distribución no uniforme de los gases, es decir, el volumen de un pulmón mal ventilado (*véase* cap. 3, primer *Consejo*, p. 36).

4C ● Causas de disminución de la capacidad de difusión pulmonar para el monóxido de carbono

Cualquier proceso que disminuya la superficie disponible para la difusión o que engrose la membrana alveolocapilar disminuirá la DLCO (*véanse* fig. 4-1B y ec. 1). A partir de estas consideraciones, se pueden determinar las condiciones que reducen la capacidad de difusión (tabla 4-1). Aquí se enumeran las más importantes.

Alteraciones que disminuyen la superficie

1. **Enfisema.** Aunque el volumen pulmonar aumenta, las paredes alveolares y los capilares se destruyen, por lo que la superficie total de intercambio de gases se reduce. La disminución de la DLCO en un paciente con una obstrucción significativa de las vías respiratorias sugiere fuertemente un enfisema subyacente.

2. **Resección pulmonar.** Si solo se reseca una pequeña parte del pulmón (p. ej., un lóbulo en un paciente por lo demás sano), el reclutamiento capilar del pulmón normal restante puede dar lugar a una superficie de intercambio de gases y un volumen capilar equivalentes y, por lo tanto, a una DLCO sin cambios. Si se pierde una superficie capilar suficiente, como en el caso de una neumonectomía, la DLCO se reduce.

3. **Obstrucción bronquial.** Un tumor que obstruye un bronquio obviamente disminuye el área y el volumen pulmonar. En un pulmón por lo demás sano, el cociente DLCO/VA puede estar aumentado.

TABLA 4-1   Causas de disminución de la capacidad de difusión pulmonar
Disminución del *área* de difusión
Enfisema
Resección de pulmón/lóbulo
Obstrucción bronquial, como la debida a un tumor
Embolia pulmonar múltiple
Anemia
Aumento del *grosor* de la membrana alveolocapilar
Fibrosis pulmonar idiopática
Insuficiencia cardíaca congestiva
Asbestosis
Sarcoidosis, con afectación del parénquima
Colagenopatías vasculares: esclerodermia, lupus eritematoso sistémico
Alveolitis o fibrosis inducida por fármacos: bleomicina, nitrofurantoína, amiodarona, metotrexato
Neumonitis por hipersensibilidad, incluyendo el pulmón de agricultor
Histiocitosis de células de Langerhans (histiocitosis X o granuloma eosinófilo)
Proteinosis alveolar
Varias
Alta contrapresión de monóxido de carbono por fumar
Embarazo
Desajuste ventilación-perfusión

4. Embolia pulmonar múltiple. Al bloquear la perfusión hacia los capilares alveolares, los émbolos reducen efectivamente el área. La hipertensión pulmonar primaria genera una reducción del área capilar, pero, por razones desconocidas, no produce de forma constante y fiable una disminución de la DLCO.

5. Anemia. Al reducir la hemoglobina capilar pulmonar, la anemia también reduce efectivamente el área, al igual que cualquier afección que disminuya el volumen sanguíneo capilar. El ajuste habitual para los hombres con anemia es la siguiente ecuación:[1]

$$DLCO(cor) = DLCO(unc) \times [10.22 + Hb]/[1.7 \times Hb] \text{ (ec. 2)}$$

donde *cor* representa lo corregido, *unc* (*uncorrected*) representa lo no corregido y *Hb* representa la hemoglobina. En el caso de las mujeres, el factor de la primera serie de corchetes es 9.38 en lugar de 10.22.

Alteraciones que aumentan efectivamente el grosor de la pared

Como se discutirá en el capítulo 6, gran parte de la reducción de la DLCO en las siguientes alteraciones también se cree que es causada por el desajuste de la ventilación y la perfusión.

1. **Fibrosis pulmonar idiopática.** También llamada *alveolitis fibrosante criptogénica* o *neumonía intersticial habitual*, engrosa la membrana alveolocapilar y también disminuye el volumen pulmonar.
2. **Insuficiencia cardíaca congestiva.** En este trastorno, la trasudación de líquido en el espacio intersticial (edema tisular) o en los alvéolos alarga la vía para la difusión.
3. **Asbestosis.** Se trata de una fibrosis pulmonar causada por la exposición al asbesto (amianto).
4. **Sarcoidosis.** Las lesiones granulomatosas pueden engrosar las paredes alveolares o producir una distorsión de la microanatomía.
5. **Colagenopatías vasculares.** Las afecciones como la esclerodermia y el lupus eritematoso sistémico probablemente alteran u obliteran las paredes capilares, situación que aumenta de manera efectiva la barrera a la difusión. Esto puede ser el primer resultado de la prueba de función pulmonar que sea anómalo en estas condiciones.
6. **Alveolitis o fibrosis inducida por fármacos.** La bleomicina, la nitrofurantoína, la amiodarona y el metotrexato habitualmente se asocian con una alteración del intercambio gaseoso.
7. **Neumonitis por hipersensibilidad.** Esta afección incluye el pulmón de granjero.
8. **Histiocitosis pulmonar de células de Langerhans**, antes llamada *histiocitosis X* o *granuloma eosinófilo pulmonar*.
9. **Proteinosis alveolar.** Los alvéolos están llenos de un material rico en fosfolípidos.

Causas diversas

1. La alta presión de CO en la sangre de un fumador empedernido puede disminuir la ΔPCO o presión impulsora para el CO. Esto disminuye la DLCO (*véase* ec. 1).
2. Se ha informado que el embarazo tiene varios efectos sobre la DLCO como resultado de la disminución de la hemoglobina, el aumento del volumen sanguíneo capilar, el decremento de los volúmenes pulmonares y, tal vez, el incremento del desajuste de la ventilación y la perfusión.
3. Se ha dicho que una reducción aislada de la DLCO (es decir, con resultados normales en la espirometría y los volúmenes pulmonares) sugiere una enfermedad vascular pulmonar, como la hipertensión pulmonar primaria, los émbolos pulmonares recurrentes o la vasculopatía obliterante. Sin embargo, un estudio de una cohorte de dichos pacientes constató que, de hecho, este hallazgo se observa con mayor frecuencia en los pacientes con enfisema o fibrosis pulmonar o ambas (la llamada *fibrosis pulmonar y enfisema combinados*).[4]

4D • Causas de aumento de la capacidad de difusión pulmonar para el monóxido de carbono

Los incrementos de la DLCO no son infrecuentes y no suelen ser motivo de gran preocupación. No obstante, hay algunas causas interesantes de aumento de la DLCO. En un estudio de pacientes con una DLCO importante (> 140% previsto), encontramos que la mayoría eran obesos, asmáticos o ambos, por lo que para la mayoría de estos pacientes, si hay evidencia de asma u obesidad, una DLCO considerable probablemente no justifique una investigación más profunda.[5] Las posibles causas que pueden considerarse son:

1. **Asma.** Algunos pacientes con asma, especialmente cuando no presentan síntomas, tienen una DLCO aumentada, quizá porque la distribución de la circulación sanguínea pulmonar es más uniforme.

2. **Obesidad.** La DLCO puede incrementarse en las personas obesas, de forma especial en la obesidad mórbida. Se cree que este aumento se debe a un mayor volumen sanguíneo pulmonar.

3. **Posición de decúbito supino.** Rara vez se mide la DLCO mientras el paciente está en decúbito supino, pero esta posición produce un valor más alto debido a la mayor perfusión y al mayor volumen sanguíneo en los lóbulos superiores.

4. **Ejercicio o estado de no reposo.** La DLCO se incrementa debido al aumento de los volúmenes sanguíneos pulmonares.

5. **Policitemia.** Se trata de un aumento de la masa de eritrocitos capilares. Esto en esencia equivale a un incremento del área (A) en la ecuación 1.

6. **Hemorragia intraalveolar.** En casos como el síndrome de Goodpasture, la hemoglobina de los alvéolos se combina con el CO para producir una captación artificialmente elevada de CO, lo que provoca un aumento de la DLCO calculada.

7. **Derivación intracardíaca de izquierda a derecha.** Esto provoca un incremento del volumen capilar pulmonar.

En las figuras 4-2 a 4-4 se presentan casos en los que el conocimiento de la DLCO es muy útil.

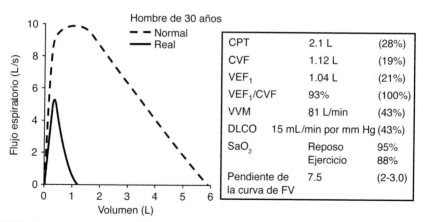

	Hombre de 30 años	
CPT	2.1 L	(28%)
CVF	1.12 L	(19%)
VEF$_1$	1.04 L	(21%)
VEF$_1$/CVF	93%	(100%)
VVM	81 L/min	(43%)
DLCO	15 mL/min por mm Hg	(43%)
SaO$_2$	Reposo	95%
	Ejercicio	88%
Pendiente de la curva de FV	7.5	(2-3.0)

FIG. 4-2 Caso de enfermedad restrictiva grave. La capacidad pulmonar total (CPT) se reduce notablemente, el cociente entre el volumen espiratorio forzado en 1 s y la capacidad vital forzada (VEF$_1$/CVF) se eleva, la capacidad de difusión pulmonar para el monóxido de carbono (DLCO) se reduce y la saturación arterial de oxígeno (SaO$_2$) disminuye con el ejercicio. La ventilación voluntaria máxima (VVM) no está tan reducida como el VEF$_1$; por lo tanto, el cálculo del VEF$_1$ × 40 no funciona en esta situación. La pronunciada pendiente de la curva de flujo-volumen (FV) y la reducida DLCO sugieren una causa parenquimatosa pulmonar de la restricción grave. El diagnóstico en este caso fue fibrosis pulmonar idiopática. Los números entre paréntesis son el porcentaje de la predicción, excepto para la pendiente de la curva de FV, en la que los números indican el rango normal.

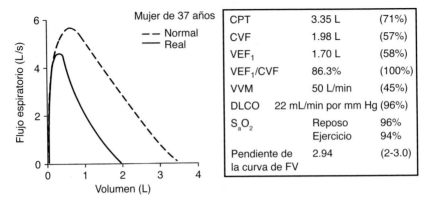

CPT	3.35 L	(71%)
CVF	1.98 L	(57%)
VEF₁	1.70 L	(58%)
VEF₁/CVF	86.3%	(100%)
VVM	50 L/min	(45%)
DLCO	22 mL/min por mm Hg	(96%)
S$_a$O$_2$	Reposo	96%
	Ejercicio	94%
Pendiente de la curva de FV	2.94	(2-3.0)

FIG. 4-3 **Al igual que en la figura 4-2, este patrón es compatible con un proceso restrictivo (reducción de la capacidad pulmonar total [CPT], la capacidad vital forzada [CVF] y el volumen espiratorio forzado en 1 s [VEF₁], y un cociente VEF₁/CVF normal).** Sin embargo, difiere del caso de la figura 4-2 en que la capacidad de difusión pulmonar para el monóxido de carbono (DLCO) es normal, al igual que la pendiente de la curva de flujo-volumen (FV). La ventilación voluntaria máxima (VVM) también es baja. Las pruebas posteriores revelaron una grave reducción de la fuerza muscular respiratoria (*véase* cap. 9), lo que concuerda con el diagnóstico de esclerosis lateral amiotrófica. Las abreviaturas y los números entre paréntesis se definen en el epígrafe de la figura 4-2.

4E ● Otras consideraciones

La prueba de la DLCO es muy sensible. Con una estricta garantía de calidad, tenemos una mejor reproducibilidad que los estándares publicados. La variabilidad de prueba a prueba en la DLCO entre nuestros pacientes sanos que se hacen la prueba regularmente como parte de nuestro programa de control de calidad biológico es de ±3.2 mL/min por mm Hg. Hemos encontrado disminuciones transitorias de 3-5 mL/min por mm Hg con las infecciones respiratorias leves de pacientes sanos. Es una prueba útil para seguir la evolución de los pacientes con fibrosis pulmonar idiopática o sarcoidosis y para controlar la toxicidad de la quimioterapia o evaluar las intervenciones terapéuticas.

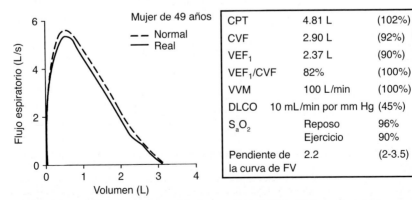

CPT	4.81 L	(102%)
CVF	2.90 L	(92%)
VEF₁	2.37 L	(90%)
VEF₁/CVF	82%	(100%)
VVM	100 L/min	(100%)
DLCO	10 mL/min por mm Hg	(45%)
S$_a$O$_2$	Reposo	96%
	Ejercicio	90%
Pendiente de la curva de FV	2.2	(2-3.5)

FIG. 4-4 **En este caso no hay limitación ventilatoria aparente; el área bajo la curva de flujo-volumen (FV) es normal.** Todos los valores de las pruebas son normales, excepto la llamativa reducción de la capacidad de difusión pulmonar para el monóxido de carbono (DLCO) y la desaturación con el ejercicio. Se diagnosticó hipertensión pulmonar primaria. Las abreviaturas y los números entre paréntesis se definen en el epígrafe de la figura 4-2.

Cabe esperar que los cambios en la DLCO en reposo estén estrechamente correlacionados con la presión parcial arterial de oxígeno (PaO_2). Sin embargo, esto no siempre es así. Por ejemplo, con una resección pulmonar más allá de un lóbulo, la DLCO suele reducirse, pero la PaO_2 suele ser normal. No obstante, una DLCO baja en reposo suele correlacionarse con una disminución de la PaO_2 durante el ejercicio.

CONSEJO ● Una DLCO reducida sugiere un trastorno vascular o parenquimatoso pulmonar. En un paciente con una radiografía de tórax normal y sin indicios de obstrucción de las vías respiratorias, esto puede indicar la necesidad de realizar más pruebas, como una tomografía computarizada de alta resolución, para buscar cambios intersticiales, o una ecocardiografía, para medir la presión de la arteria pulmonar.

REFERENCIAS

1. Graham BL, Brusasco V, Burgos F, et al. 2017 ERS/ATS standards for single-breath carbon monoxide uptake in the lung. *Eur Respir J* 49(1), 2017. doi:10.1183/13993003.00016-2016.
2. Stanojevic S, Graham BL, Cooper BG, et al. Official ERS technical standards: Global Lung Function Initiative reference values for the carbon monoxide transfer factor for Caucasians. *Eur Respir J* 50(3), 2017. doi:10.1183/13993003.00010-2017.
3. Johnson DC. Importance of adjusting carbon monoxide diffusing capacity (Dlco) and carbon monoxide transfer coefficient (Kco) for alveolar volume. *Respir Med* 94:28–37, 2000.
4. Aduen JF, Zisman DA, Mobin SI, et al. Retrospective study of pulmonary function tests in patients presenting with isolated reduction in single-breath diffusion capacity: implications for the diagnosis of combined obstructive and restrictive lung disease. *Mayo Clin Proc* 82:48–54, 2007.
5. Saydain G, Beck KC, Decker PA, Cowl CT, Scanlon PD. Clinical significance of elevated diffusing capacity. *Chest* 125(2):446–452, 2004.

Capítulo **5**

Broncodilatadores y pruebas de provocación bronquial

menudo se realiza una espirometría antes y después de la administración de un broncodilatador inhalado para evaluar la respuesta a dichos medicamentos. Es frecuente un alto grado de reversibilidad de la obstrucción en los pacientes con asma, mientras que la obstrucción irreversible persistente es una característica definitoria de la enfermedad pulmonar obstructiva crónica (EPOC).[1,2] Existe un gran grado de superposición entre las afecciones, por lo que los grados de respuesta no se diferencian de forma fiable entre sí.

5A • Razones a favor o en contra de la prueba de broncodilatación

La administración de un agonista β_2 rara vez está contraindicada. El bromuro de ipratropio puede administrarse en lugar o además de un agonista β_2. Los principales valores de la prueba broncodilatadora son los siguientes:

1. Cuando se realiza la prueba por primera vez, el conocimiento de los valores pre- y posbroncodilatación da una idea del rango de afectación, al menos en el momento de la prueba. El grado de respuesta al broncodilatador se ha correlacionado con la respuesta clínica al broncodilatador inhalado, así como con la susceptibilidad a las exacerbaciones agudas, la tasa de declive de la función pulmonar a lo largo del tiempo y la capacidad de respuesta al tratamiento con corticoesteroides inhalados.

2. La EPOC se define por la presencia de una obstrucción del flujo aéreo que persiste a pesar de la administración de broncodilatadores inhalados. De acuerdo con las directrices sobre la EPOC, el grado de limitación del flujo aéreo debe calificarse sobre la base de la espirometría posbroncodilatación.

3. La respuesta al broncodilatador depende en parte del tipo y la intensidad del broncodilatador administrado. La dosis tradicional de dos

> **CONSEJO** • Algunos neumólogos creen que una respuesta positiva a un broncodilatador en la EPOC justifica hacer un ensayo terapéutico con corticoesteroides inhalados. Sin embargo, la respuesta al broncodilatador no predice la respuesta al corticoesteroide inhalado. El tratamiento con corticoesteroides inhalados está indicado para los pacientes con EPOC de moderada a grave (volumen espiratorio forzado en 1 s < 80% previsto) con exacerbaciones moderadas frecuentes (que requieren esteroides o antibióticos más de una vez al año) o cualquier exacerbación grave (que requiere hospitalización). Este tratamiento reduce la frecuencia y la gravedad de las exacerbaciones, alivia los síntomas y mejora la función pulmonar y la calidad de vida.[1,2]

inhalaciones de albuterol suele producir una respuesta entre mínima y modesta en la mayoría de los pacientes con EPOC. Una dosis mayor (p. ej., cuatro inhalaciones de albuterol y bromuro de ipratropio) da lugar a una respuesta media mayor y a una mayor proporción de individuos con una respuesta «positiva».[3]

4. La capacidad de respuesta a los broncodilatadores puede variar de una sesión de prueba a otra y es un mal factor pronóstico de la respuesta clínica al uso de broncodilatadores. Si no se produce una mejoría significativa, un ensayo terapéutico (p. ej., de 2-4 semanas) con un broncodilatador inhalado en los pacientes con enfermedad obstructiva puede proporcionar una mejoría sintomática y objetiva.

5. Un hallazgo importante puede ser la detección de una capacidad de respuesta inesperada en una persona con resultados poco normales en la espirometría, lo que puede llevar a un diagnóstico de asma insospechado.

5B • Administración de broncodilatadores

El fármaco puede administrarse mediante una unidad nebulizadora o mediante el uso de un inhalador de dosis medida. La técnica del inhalador se describe en la figura 5-1.

Lo ideal es que el paciente no haya utilizado un broncodilatador antes de la prueba. Se recomienda una abstinencia de 6 h de los agonistas β_2 de acción corta y los anticolinérgicos inhalados y de 12-24 h de los agonistas β_2 de acción prolongada (p. ej., abediterol, arformoterol, formoterol, olodaterol, salmeterol o vilanterol), los anticolinérgicos (aclidinio, glicopirrolato,

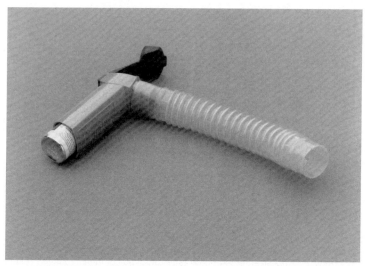

FIG. 5-1 Técnica para el uso del inhalador de dosis medida. Se corta una cámara de inhalación económica de 12-15 cm de un tubo de ventilación desechable. Se pide al paciente que exhale hasta el volumen residual, que coloque el tubo en su boca con los labios alrededor de este y que comience una inspiración lenta y profunda. El inhalador de dosis medida se activa una vez al inicio de la inspiración, que continúa hasta alcanzar la capacidad pulmonar total. El paciente retiene la respiración durante 6-10 s y luego exhala tranquilamente. Después de unas cuantas respiraciones normales, se repite el procedimiento.

revefenacina, tiotropio o umeclidinio) y las metilxantinas. El técnico siempre debe registrar si se han tomado los medicamentos y la hora en que se tomaron por última vez. No es necesario interrumpir el uso de los corticoesteroides.

5C • Interpretación de la respuesta a los broncodilatadores

La American Thoracic Society define una *respuesta broncodilatadora significativa* como aquella en la que el volumen espiratorio forzado en 1 s (VEF_1) o la capacidad vital espiratoria forzada (CVF), o ambos, aumentan al menos un 12% y al menos 200 mL.

> **CONSEJO** • Un aumento de la CVF, que algunos denominan *respuesta a volumen*, puede ser causado realmente por una reducción del atrapamiento de aire, pero también puede ser generado por un esfuerzo espiratorio prolongado en ausencia de un efecto real en las vías respiratorias. Para evaluar si el aumento de la CVF es simplemente el resultado de un esfuerzo prolongado, compare los tiempos espiratorios forzados y también superponga las curvas de control y posbroncodilatación de manera que los volúmenes iniciales sean los mismos, como en la figura 5-2B. Si hay un ligero aumento del flujo, entonces el aumento de la CVF no se debe únicamente al esfuerzo prolongado.

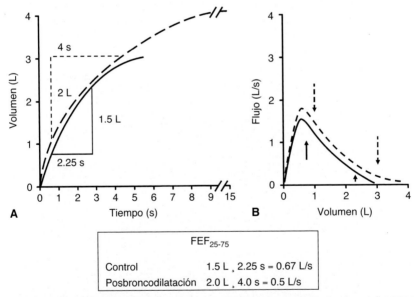

FEF_{25-75}		
Control	1.5 L ÷ 2.25 s	= 0.67 L/s
Posbroncodilatación	2.0 L ÷ 4.0 s	= 0.5 L/s

FIG. 5-2 Por definición, el FEF_{25-75} (flujo espiratorio forzado) se mide sobre el 50% medio de la capacidad vital forzada (CVF) espiratoria (A). Los espirogramas y las curvas de flujo-volumen (FV) muestran un aumento tanto del flujo como del volumen tras el uso de un broncodilatador. Sin embargo, el FEF_{25-75} de control (0.67 L/s) es superior al valor posbroncodilatación (0.5 L/s). La razón de esta aparente paradoja puede apreciarse en las curvas de FV (**B**). Las *flechas continuas* indican el rango de volumen sobre el que se calcula el FEF_{25-75} de control. Las *flechas discontinuas* muestran el rango de volumen sobre el que se calcula el FEF_{25-75} posbroncodilatación. Los flujos son más bajos al final del rango de volumen del 25-75% en la curva posbroncodilatación que los de la curva de control. Se pasa más tiempo en los flujos bajos, lo que, a su vez, hace que el FEF_{25-75} posbroncodilatación sea inferior al valor de control. Recomendación: no utilice el FEF_{25-75} para evaluar la respuesta al broncodilatador. En su lugar, use el volumen espiratorio forzado en 1 s y la CVF y observe *siempre* las curvas.

El flujo espiratorio forzado sobre el 50% medio de la CVF (FEF_{25-75}) suele ser un indicador de la enfermedad de las vías respiratorias pequeñas. Sin embargo, no es un indicador útil de la obstrucción de las vías respiratorias y *no* es un indicador fiable de la respuesta al broncodilatador. En la figura 5-2 se muestra una disminución paradójica del FEF_{25-75} en respuesta al broncodilatador. Las respuestas normales (negativas) y anómalas (marcadamente positivas) al broncodilatador inhalado se muestran en la figura 5-3. En el capítulo 15 se incluyen otros ejemplos.

5D • Efecto del esfuerzo en la interpretación

En la espirometría de rutina, el cambio de esfuerzo puede tener un efecto engañoso en el VEF_1 y en la curva de flujo-volumen. Esto se ha tratado en el capítulo 3, sección 3G, p. 34. En la figura 5-4, el mismo paciente ha realizado dos esfuerzos consecutivos de CVF aceptables. Durante un esfuerzo (curva *a*), el paciente realizó un esfuerzo máximo con un flujo máximo elevado y mantuvo el esfuerzo máximo durante toda la respiración. No obstante, en otro esfuerzo (curva *b*), el paciente exhaló con una fuerza ligeramente inferior a la máxima. El flujo espiratorio pico fue ligeramente inferior en la curva *b*, pero el flujo de esta superó al de la curva *a* en volúmenes inferiores. Los *círculos* denotan el VEF_1. En esta situación, el esfuerzo ligeramente menor produjo un VEF_1 de 2.5 L en comparación con el de 2.0 L de la curva *a*, una diferencia

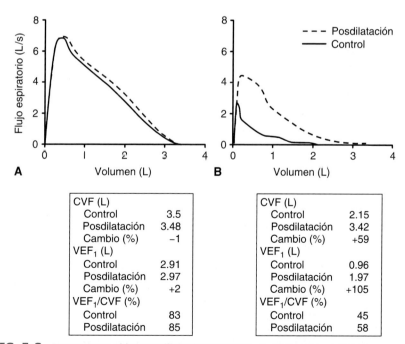

A — Volumen (L)   **B** — Volumen (L)

CVF (L)			CVF (L)	
Control	3.5		Control	2.15
Posdilatación	3.48		Posdilatación	3.42
Cambio (%)	−1		Cambio (%)	+59
VEF_1 (L)			VEF_1 (L)	
Control	2.91		Control	0.96
Posdilatación	2.97		Posdilatación	1.97
Cambio (%)	+2		Cambio (%)	+105
VEF_1/CVF (%)			VEF_1/CVF (%)	
Control	83		Control	45
Posdilatación	85		Posdilatación	58

FIG. 5-3   Respuestas al broncodilatador inhalado. A. Respuesta normal con un cambio de −1% en la capacidad vital forzada (CVF) espiratoria y un cambio de +2% en el volumen espiratorio forzado en 1 s (VEF_1). **B.** Respuesta marcadamente positiva con un aumento del 59% de la CVF y del 105% del VEF_1. El cociente VEF_1/CVF es relativamente insensible a este cambio y, por lo tanto, no debe utilizarse para evaluar la respuesta al broncodilatador.

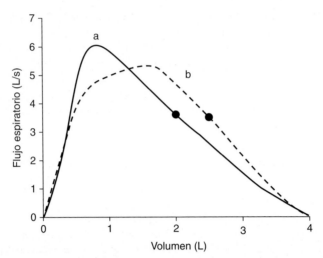

FIG. 5-4 **Dos curvas de flujo-volumen consecutivas durante las cuales el paciente realizó un esfuerzo máximo (curva *a*) y luego un esfuerzo ligeramente submáximo (curva *b*).** Observe el flujo máximo ligeramente inferior y retrasado pero con flujos más elevados en los volúmenes inferiores de la curva *b*, lo que suele traducirse en un aumento del volumen espiratorio forzado en 1 s (VEF_1). Los *círculos* indican los valores del VEF_1.

del 25%. Este resultado podría interpretarse como un efecto broncodilatador significativo si se hubiera administrado uno. Sin embargo, es evidente que los pulmones y las vías respiratorias del paciente no han cambiado.

Existe una explicación fisiológica para esta aparente paradoja, y se remite al lector interesado a Krowka y cols.[4] Es importante estar alerta ante este hecho potencialmente confuso, el cual puede ser importante en los pacientes con enfermedad pulmonar obstructiva. La mejor manera de reducir al mínimo este problema es exigir que todas las curvas de flujo-volumen tengan flujos máximos agudos, como en la curva *a* de la figura 5-4, especialmente cuando se comparan dos esfuerzos. En caso contrario, los flujos máximos deberían ser casi idénticos (< 10-15% de diferencia). Este principio también se aplica a las pruebas de provocación bronquial (*véase* más adelante). Este comportamiento paradójico puede identificarse fácilmente a partir de las curvas de flujo-volumen; es casi imposible reconocerlo a partir de los gráficos de volumen-tiempo.

5E • Indicaciones para la prueba de provocación bronquial

El objetivo de las pruebas de provocación bronquial es detectar a los pacientes con vías respiratorias hiperreactivas, una característica diagnóstica del asma, las cuales también se encuentran en los pacientes con EPOC. Aunque muchos pacientes con asma presentan las características típicas de sibilancias, atopia infantil, rasgos alérgicos crónicos, etcétera, algunas personas con asma tienen características atípicas, como la «variante de asma con tos». Para los pacientes en los que las características clínicas son atípicas, la medición de la hiperreactividad de las vías respiratorias puede ser útil. Algunas indicaciones para este procedimiento son las siguientes:

1. Para descartar o confirmar una sospecha de diagnóstico de asma, por ejemplo, una anamnesis que sugiera asma con resultados no concluyentes de la espirometría con administración de broncodilatadores.
2. Tos crónica o episódica, opresión en el tórax u otros síntomas respiratorios atípicos. Las sibilancias pueden estar presentes de forma intermitente, pero no son una característica necesaria. Los síntomas del asma pueden empeorar por la noche o tras el ejercicio o la exposición al aire frío, seco o contaminado.
3. A veces se utilizan mediciones cuantitativas de la capacidad de respuesta de las vías respiratorias para evaluar el grado de control y la respuesta al tratamiento.
4. Pruebas para garantizar la ausencia de capacidad de respuesta de las vías respiratorias en entornos difíciles como el despliegue militar, los entornos de trabajo peligrosos, el alpinismo, el buceo u otros que se consideren pertinentes.
5. Considere los casos del *patrón inespecífico* (*véanse* secc. 2F, p. 11 y ref. 4 del cap. 2) en los que no es evidente otra causa (p. ej., limitación de la pared torácica, debilidad muscular e insuficiencia cardíaca).

Las contraindicaciones incluyen el embarazo, la lactancia, el uso de medicamentos inhibidores de la colinesterasa (para la miastenia grave), el infarto de miocardio o el ictus (accidente cerebrovascular) recientes (en un plazo de 3 meses), la hipertensión no controlada, el aneurisma aórtico, la cirugía ocular reciente o el aumento de la presión intracraneal, el compromiso respiratorio que podría conducir a una insuficiencia respiratoria con una respuesta demasiado vigorosa a la prueba (p. ej., $VEF_1 < 60\%$ previsto) y la incapacidad para realizar una espirometría aceptable y repetible.

5F • Procedimientos para la prueba de provocación bronquial

El fármaco más empleado para la broncoprovocación es la metacolina inhalada, un agonista colinérgico directo que estimula los receptores muscarínicos y produce la contracción del músculo liso de las vías respiratorias. Se han utilizado la histamina y otros fármacos en el pasado y en estudios de investigación, pero la metacolina es, con mucho, el fármaco de provocación directa más usado. Otras formas de provocación bronquial, como el ejercicio, el aire frío, la provocación osmótica o la provocación con antígenos, se basan en mecanismos indirectos de broncoconstricción. En cualquier caso, el grado de estrechamiento de las vías respiratorias depende de su reactividad, la cual se refleja en la magnitud de la disminución del flujo espiratorio, que suele cuantificarse midiendo el VEF_1.

Al exponerse a un alérgeno, una persona con asma puede experimentar una disminución inicial (en pocos minutos) del flujo espiratorio, lo que se denomina *respuesta inmediata*. Esto es lo que se mide en las pruebas de provocación bronquial. Esta respuesta puede bloquearse con broncodilatadores y cromolina sódica. Algunos individuos con asma también experimentan una *respuesta tardía* o *retardada*, que suele producirse entre 4 y 12 h después de la exposición y refleja la respuesta inflamatoria de las vías respiratorias. Esta respuesta puede bloquearse con corticoesteroides o cromolina sódica y no es

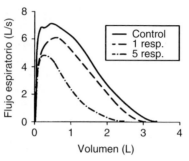

	Control	1 respiración	5 respiraciones
CVF (L)	3.49	3.1	2.47
VEF$_1$ (L)	2.86	2.54	1.82
VEF$_1$ (% de decremento)		11	36
VEF$_1$/CVF (%)	82	82	74

FIG. 5-5 **Resultados de la prueba de provocación bronquial en una mujer de 43 años de edad que tenía antecedentes de 3 años de tos persistente, a menudo por la noche.** Negó tener sibilancias, pero presentaba una leve disnea de esfuerzo. Una respiración de metacolina produjo un desplazamiento paralelo en la curva de flujo-volumen, ningún cambio en el cociente entre el volumen espiratorio forzado en 1 s y la capacidad vital espiratoria (VEF$_1$/CVF) forzada, una disminución del 11% en el VEF$_1$ y una leve opresión torácica. Se le administraron cuatro respiraciones adicionales de metacolina, con lo que aparecieron tos y opresión torácica, pero no hubo sibilancias audibles. Se trata de un resultado positivo de la prueba con una disminución del 36% del VEF$_1$. Observe que a las cinco respiraciones la curva de flujo-volumen muestra una concavidad y ya no es paralela a la curva de control. La curva después de una respiración demuestra que la broncoconstricción leve puede producir solo una leve disminución del VEF$_1$ y ningún cambio en el cociente VEF$_1$/CVF (*véanse* secc. 3E, p. 30 y fig. 3-8A, p. 32). Una mayor constricción (curva después de cinco respiraciones) conduce a una curva de flujo-volumen que es clásica para la obstrucción, con una concavidad, un VEF$_1$ bajo y un cociente VEF$_1$/CVF disminuido.

provocada por la metacolina. Los alérgenos inhalados, como los pólenes, pueden ocasionar respuestas tempranas, tardías o ambas. Aunque la metacolina solo provoca la fase inicial de la respuesta hiperreactiva clásica de las vías respiratorias asmáticas, es un excelente indicador de la presencia de asma. Así, un resultado positivo en la prueba de provocación con metacolina es predictivo de crisis asmáticas que pueden ser producidas por el aire frío, el ejercicio, el polen o las infecciones víricas. Cuanto menor sea la dosis o la concentración de metacolina que produzca una respuesta, mayor será la especificidad del resultado de la prueba. En la figura 5-5 se ilustra un ejemplo de provocación positiva con metacolina.

Se han desarrollado varios protocolos para las pruebas de provocación bronquial.[5] El más utilizado se describe en un reciente documento de normas técnicas.[6] Después de realizar la espirometría de referencia, se administra una dosis nebulizada de solución diluyente, seguida de una dosis baja de metacolina (p. ej., 0.01 o 0.03 mg/mL) inhalada con un método de respiración a volumen corriente o un método de respiración profunda o superficial utilizando un dosímetro. La espirometría se realiza 1 y 3 min después de cada dosis, y se administran concentraciones más altas (el doble o el cuádruple) cada 5 min hasta que se encuentre una disminución del 20% en el VEF$_1$ o se alcance la dosis más alta (16 mg/mL). A partir de los datos disponibles, se calcula y se informa la concentración o la dosis a la que el VEF_1 disminuye en un 20%. El documento de normas técnicas recomienda reportar la dosis en lugar de la concentración a la que se produce la respuesta designada. Sin embargo, el cálculo de la dosis requiere especificaciones para la salida del nebulizador y la distribución del tamaño de las partículas que no están disponibles para la mayoría de los nebulizadores. Esto hace que el cálculo del descenso de un 20% del VEF_1 de referencia (PD20) sea el producto de numerosas «incógnitas». Existen otras controversias relacionadas con el método de respiración. El método de respiración a volumen corriente recomendado no controla el volumen respiratorio por minuto, que puede variar en un factor de hasta 4 entre los individuos sanos, como puede atestiguar cualquiera que haya monitorizado la respiración en reposo de pacientes que se preparan para hacer una prueba de esfuerzo.

Nuestro laboratorio realiza la mayoría de las pruebas de provocación con metacolina mediante un protocolo abreviado similar al descrito por Parker y cols.[7] en 1965 y al empleado en el Lung Health Study.[8] El procedimiento es el siguiente:

1. Se colocan 3 mL de una solución de 25 mg/mL de cloruro de metacolina en solución salina normal en un nebulizador estándar. No es aconsejable que el paciente realice esta provocación bronquial abreviada si el VEF_1 de referencia es inferior al 65% del previsto. Si el VEF_1 se encuentra entre el 65 y el 75% de lo previsto, la prueba se lleva a cabo comenzando con una concentración más baja. Si se sospecha que las vías respiratorias son más reactivas, se utiliza una concentración inicial de 5 o 1 mg/mL en lugar de 25 mg/mL. También se usa una concentración menor en los niños, quienes suelen ser más reactivos.

2. Se hace una espirometría de referencia para obtener un VEF_1 reproducible. A continuación, el paciente inhala una bocanada de metacolina del dosímetro, deteniendo la inhalación antes de llegar a la capacidad pulmonar total. Después, el paciente mantiene la respiración durante 5-10 s y luego respira tranquilamente.

3. La espirometría se repite en 1 min para obtener dos mediciones reproducibles del VEF_1. Se realizan dos o tres esfuerzos y se informa el mejor. Si el VEF_1 ha disminuido un 20%, el resultado es positivo. Si el VEF_1 ha disminuido menos del 15%, se administra una respiración de la siguiente dosis más alta. Si la última dosis fue de 25 mg/mL, se inhalan cuatro respiraciones más de metacolina de 25 mg/mL. Si la disminución está entre el 15 y el 19%, solo se inhalan dos respiraciones más.

4. La espirometría se repite en 1 min.

Una respuesta es *positiva* si, después de la dosis más alta, el VEF_1 se reduce en un 20% o más del valor de control. En este caso, se administra un agonista β_2 para revertir el efecto de la metacolina. Aunque la concentración final es ligeramente superior a la empleada en el protocolo recomendado, la dosis administrada está a medio camino entre las dosis máximas recomendadas del protocolo de duplicación y del protocolo de cuadruplicación. Es posible calcular un PD20 o PC20 a partir del protocolo, pero informamos el resultado como simplemente positivo ($>$ 20% de respuesta), limítrofe (15-20% de respuesta) o negativo ($<$ 15% de respuesta).

Los técnicos observan si la metacolina produce síntomas, como opresión torácica, ardor subesternal, tos o sibilancias. Si se reproducen los síntomas del paciente pero la disminución del VEF_1 es limítrofe (15-19%), lo anotamos en el informe.

Los clínicos deben estar siempre atentos a la dependencia confusa del efecto del esfuerzo en el VEF_1 (*véanse* secc. 5D y fig. 5-4). Por ejemplo, un esfuerzo de control inferior al máximo puede dar un valor de VEF_1 falsamente alto en comparación con el valor de un esfuerzo realmente máximo tras la inhalación de metacolina. Una disminución del VEF_1 en esta situación podría ser causada por un esfuerzo variable y *no* por unas vías respiratorias hiperreactivas. Si el paciente es incapaz de realizar una espirometría de referencia aceptable, no se le pide llevar a cabo la prueba con metacolina, sabiendo que los resultados no serían creíbles.

Por supuesto, se pueden considerar modificaciones de este abordaje. Por ejemplo, en un paciente que se vuelve disneico o tiene opresión torácica mientras practica esquí de fondo, el aire frío puede estar causando una broncoconstricción indirecta. Se puede hacer una espirometría de referencia, tras la cual el paciente puede hacer ejercicio al aire libre en el frío para reproducir los síntomas, y luego se puede hacer una nueva prueba inmediatamente o hasta media hora después de que el paciente entre a su casa. La cuestión de si la exposición en el lugar de trabajo está causando síntomas puede evaluarse igualmente mediante pruebas antes e inmediatamente después de un turno de trabajo. Las pruebas de provocación de laboratorio, como la provocación con ejercicio, con o sin exposición al frío o al aire seco, pueden intentar imitar las condiciones ambientales con diversos grados de éxito.

Hay que tener en cuenta los siguientes puntos:

1. Los pacientes sanos pueden mostrar un aumento transitorio (durante varios meses) de la reactividad bronquial tras las infecciones respiratorias víricas, pero no necesariamente tienen asma. Este fenómeno se denomina *síndrome de hiperreactividad posvírica de las vías respiratorias*. Suele remitir de forma espontánea en unas 6 semanas, pero también suele responder bien al tratamiento con corticoesteroides sistémicos o inhalados, aunque no tanto a los broncodilatadores inhalados.

2. En algunas personas con asma, las inspiraciones profundas, como las que se producen con las maniobras de CVF, pueden causar broncoconstricción. Esto puede conducir a una disminución progresiva de la CVF y del VEF_1 en esfuerzos repetidos durante las pruebas de rutina, lo que se denomina *broncoespasmo inducido por la CVF*.

3. Asimismo, una respiración profunda, ya sea al inhalar la metacolina o al realizar una espirometría, puede tener un efecto broncodilatador, ocultando el efecto broncoconstrictor de la metacolina u otras exposiciones. Esto puede reducir la sensibilidad de la provocación con metacolina. Por esta razón, el nuevo estándar de provocación desaconseja enseñar a los pacientes a inhalar profundamente durante la administración de la metacolina.

4. Los broncoespasmos de los pacientes con vías respiratorias hiperreactivas (es decir, con un resultado positivo en la prueba de provocación con metacolina) pueden empeorar si se administra un bloqueador adrenérgico β no selectivo. Por ejemplo, esto se ha informado con el

tratamiento del glaucoma usando colirios que contienen el antagonista adrenérgico β no selectivo timolol. Por otra parte, los bloqueadores β selectivos se retiran a menudo de forma inapropiada de los pacientes con EPOC o asma, a pesar de estar claramente indicados para la enfermedad coronaria o la hipertensión, debido al temor inadecuado al broncoespasmo.

5. Muchos pacientes con EPOC o bronquitis crónica presentan un aumento de la reactividad bronquial. Existe una considerable superposición entre las personas con asma y las que padecen EPOC, lo que genera confusión en el diagnóstico y el tratamiento.

6. La capacidad de respuesta de las vías respiratorias puede variar con el tiempo. Se correlaciona con el control del asma a largo plazo. Mejora con el tratamiento con corticoesteroides inhalados a largo plazo. El grado de reactividad se correlaciona con el grado de estrechamiento de las vías respiratorias, ya que las vías respiratorias estrechas necesitan constreñirse solo ligeramente para aumentar la resistencia y disminuir el VEF_1 de forma notable.

5G • Óxido nítrico exhalado en la evaluación del asma en el laboratorio

El *asma* se reconoce como una enfermedad caracterizada por la obstrucción de las vías respiratorias, la hiperrespuesta de estas a los estímulos contráctiles y su inflamación. Los retos en la evaluación de laboratorio del asma son identificar la evidencia de inflamación o hiperreactividad de las vías respiratorias en los pacientes sin obstrucción de las vías respiratorias de referencia y distinguir el asma como causa de obstrucción de las vías respiratorias de otras causas. La espirometría es útil para saber el grado de obstrucción de las vías respiratorias tanto al inicio como después de la administración de broncodilatadores. La broncoprovocación, por lo general con metacolina, no siempre se usa, ya que existen problemas de seguridad para los pacientes con obstrucción de moderada a grave y para algunos otros (p. ej., embarazadas y pacientes con otras afecciones médicas). Las mediciones de inflamación de las vías respiratorias se emplean aún menos. La biopsia de la mucosa bronquial es invasiva y la cuantificación de los eosinófilos en el esputo es difícil de realizar con precisión, aunque se ha estandarizado.[9]

Por estas razones, podría ser útil una evaluación alternativa de la inflamación de las vías respiratorias. Se ha demostrado que la medición del óxido nítrico (NO) exhalado se correlaciona bien con la presencia de inflamación eosinofílica de la mucosa en los pacientes con asma.[10] El NO se describió por primera vez en el aliento exhalado en 1991. Se ha constatado que el NO está aumentado en la mayoría de los asmáticos y que se reduce con el tratamiento con corticoesteroides inhalados. También se incrementa en las infecciones víricas de las vías respiratorias, el lupus eritematoso, la cirrosis hepática y el rechazo de trasplantes de pulmón. Está reducido o es variable en la EPOC, la fibrosis quística, la infección por el virus de la inmunodeficiencia humana y la hipertensión pulmonar.[11] Está disminuido de forma tanto aguda como crónica por el consumo de cigarrillos. La medición del NO exhalado es la que más se ha aplicado para el diagnóstico y el tratamiento del asma. El valor normal del

NO exhalado por la boca es de 3-7 partes por mil millones (ppmm). El límite superior de la normalidad, utilizado para distinguir a las personas sanas de los pacientes con asma, se ha señalado de forma variada entre 15 y 50 ppmm.

El método para medir el NO exhalado es algo complejo y muy dependiente de un método preciso para obtener resultados reproducibles. Hay que tener cuidado de mantener una presión de las vías respiratorias y un flujo espiratorio estables y evitar la contaminación con el aire de la nariz y los senos paranasales, que tiene una concentración de NO mucho mayor. También se han desarrollado métodos para medir el NO exhalado nasalmente como indicador de sinusitis y rinitis alérgica. La American Thoracic Society y la European Respiratory Society[12] publicaron en 2005 sus recomendaciones sobre procedimientos estandarizados para las mediciones en línea y fuera de línea del NO exhalado de las vías respiratorias inferiores y del NO nasal.

Hay varios fabricantes de equipos para medir el NO. Todos los equipos se basan en la quimioluminiscencia, una reacción fotoquímica del NO con el ozono en condiciones de alto vacío. La American Medical Association aprobó en 2007 un nuevo código de *Current Procedural Technology*, el 95012, para la facturación de procedimientos. El papel de la medición del NO exhalado en el diagnóstico y el tratamiento del asma está evolucionando.

REFERENCIAS

1. GOLD. The Global Initiative for Chronic Obstructive Lung Disease [Homepage on the Internet]. Bethesda, MD: National Heart, Lung, and Blood Institute, National Institutes of Health, USA, and the World Health Organization [cited 2018 April 14]. Available from: http://goldcopd.org/wp-content/uploads/2017/11/GOLD-2018-v6.0-FINAL-revised-20-Nov_WMS.pdf.
2. Qaseem A, Wilt TJ, Weinberger SE, Hanania NA, Criner G, et. al. Diagnosis and Management of Stable Chronic Obstructive Pulmonary Disease: A Clinical Practice Guideline Update from the American College of Physicians, American College of Chest Physicians, American Thoracic Society, and European Respiratory Society. *Ann Intern Med* 155:179–191, 2011. http://www.thoracic.org/statements/resources/copd/179full.pdf.
3. Tashkin DP, Celli B, Senn S, et al. A 4-year trial of tiotropium in chronic obstructive pulmonary disease. *N Engl J Med* 359:1543–1554, 2008.
4. Krowka MJ, Enright PL, Rodarte JR, Hyatt RE. Effect of effort on measurement of forced expiratory volume in one second. *Am Rev Respir Dis* 136:829–833, 1987.
5. Crapo RO, Casaburi R, Coates AL, et al. Guidelines for methacholine and exercise challenge testing—1999. *Am J Respir Crit Care Med* 161:309–329, 2000.
6. Coates AL, Wanger J, Cockroft DW, et al. ERS technical standard on bronchial challenge testing: general considerations and performance of methacholine challenge tests. *Eur Respir J* 49(5), 2017. doi:10.1183/13993003.01526-201.
7. Parker CD, Bilbo RE, Reed CE. Methacholine aerosol as test for bronchial asthma. *Arch Intern Med* 115:452–458, 1965.
8. Tashkin DP, Altose MD, Bleecker ER, Connett JE, Kanner RE, et. al. The Lung Health Study: Airway Responsiveness to Inhaled Methacholine in Smokers with Mild to Moderate Airflow Limitation. *Am Rev Respir Dis* 145:301–310, 1992.
9. Pizzichini E, Pizzichini MM, Efthimiadis A, et. al. Indices of airway inflammation in induced sputum: reproducibility and validity of cell and fluid-phase measurements. Am J Respir Crit *Care Med* 154:308–317, 1996.
10. Payne DN, Adcock IM, Wilson NM, et al. Relationship between exhaled nitric oxide and mucosal eosinophilic inflammation in children with difficult asthma, after treatment with oral prednisolone. *Am J Respir Crit Care Med* 164:1376–1381, 2001.
11. Dweik RA, Boggs PB, Erzurum SC, et. al. An Official ATS Clinical Practice Guideline: Interpretation of Exhaled Nitric Oxide Levels (FENO) for Clinical Applications. *Am J Respir Crit Care Med* 184:602–615, 2011.
12. American Thoracic Society; European Respiratory Society. ATS/ERS recommendations for standardized procedures for the online and offline measurement of exhaled lower respiratory nitric oxide and nasal nitric oxide. *Am J Respir Crit Care Med* 171:912–930, 2005.

Capítulo 6

Gasometría arterial

L a gasometría arterial se realiza para responder a diversas preguntas clíni- cas: ¿es normal el intercambio de gases? Si no es así, ¿qué tan grave es? ¿Hay hipoxemia (baja saturación de oxígeno) en reposo? ¿La saturación disminuye con el ejercicio? ¿Hay retención de dióxido de carbono en un pa- ciente con enfermedad pulmonar obstructiva crónica (EPOC), asma grave o enfermedad restrictiva grave? ¿Cuál es el estado ácido-básico?

Hay que tener en cuenta varios aspectos importantes para obtener y ma- nipular las muestras de sangre arterial. El laboratorio debe indicar siempre en el formulario del informe si el paciente estaba respirando aire ambiente o una concentración de oxígeno aumentada. Como se indica en la sección 3B (p. 25), la presión parcial arterial de oxígeno (PaO_2) puede ser menor en la posición de decúbito supino que en posición vertical. Por lo tanto, hay que tener en cuenta la posición del paciente. Este no debe hiperventilar ni con- tener la respiración. La muestra no debe contener burbujas de aire y debe ser congelada rápidamente y analizada sin demora. Se deben tener precau- ciones similares para el análisis del pH del líquido pleural cuando haya un posible empiema.

6A • Presión parcial arterial de oxígeno

Hay cuatro pasos principales en la transferencia de oxígeno del aire inhalado a los tejidos:

1. La *ventilación* de los alvéolos debe ser adecuada.
2. Dentro de los pulmones, el aire inhalado debe entrar en contacto con la sangre venosa, es decir, debe haber un adecuado *ajuste entre la ven- tilación* ($\dot{V}$) *y la perfusión* ($\dot{Q}$).
3. Debe haber *difusión* de oxígeno a través de la pared alveolar hacia la hemoglobina de los eritrocitos (*véase* cap. 4).
4. La hemoglobina oxigenada entonces debe ser transportada por el sis- tema cardiovascular hacia los tejidos.

Los dos primeros pasos se analizan en este capítulo. El transporte, o la llamada *respiración interna*, se ocupa del contenido de oxígeno de la sangre, el gasto cardíaco y la distribución de la circulación sanguínea a los órganos, temas que quedan fuera del alcance de este libro.

La PaO_2 refleja la adecuación de la transferencia de oxígeno del aire am- biente a la sangre. En los adultos jóvenes sanos, los valores de la PaO_2 a nivel del mar oscilan entre 85 y 100 mm Hg. Los valores disminuyen ligeramente con la edad, hasta unos 80 mm Hg a los 70 años. Hay *hipoxemia* cuando la PaO_2 es inferior a estos valores. La curva de disociación de oxígeno es útil para considerar la hipoxemia. En la figura 6-1 se muestran los valores medios

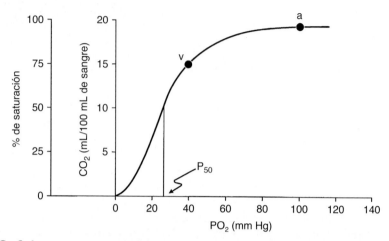

FIG. 6-1 Curva de disociación de la oxihemoglobina para la hemoglobina en la que se traza la saturación de oxígeno contra la presión parcial de oxígeno (PO_2) y también el contenido de oxígeno (CO_2). P_{50} es la presión parcial de oxígeno que da lugar a una saturación de hemoglobina de 50. a: sangre arterial; v: sangre venosa mixta (de Taylor AE, Rehder K, Hyatt RE, et al., eds. *Clinical Respiratory Physiology*. Philadelphia, PA: W. B. Saunders, 1989. Utilizado con autorización).

de la presión de oxígeno de la sangre venosa mixta (V ~ $P\bar{v}O_2$ = 40 mm Hg, saturación del 75%) y de la sangre arterial (a ~ PaO_2 = 100 mm Hg, saturación del 96%). La curva está pronunciada en el punto venoso y por debajo de él, donde pequeños cambios en la presión de oxígeno producen un cambio drástico en el contenido de oxígeno de la sangre y, por lo tanto, en la saturación. Por el contrario, a presiones de oxígeno superiores a 60-70 mm Hg, los grandes cambios de presión tienen un efecto relativamente pequeño en la saturación. Por lo tanto, normalmente se puede añadir un poco de oxígeno adicional a la sangre utilizando altas presiones de oxígeno inspirado. La cianosis no se aprecia con facilidad sino hasta que la saturación ha disminuido a menos del 75%.

Las cuatro causas más frecuentes de hipoxemia que se producen con una presión de oxígeno inspirado y una presión barométrica *normales* son la hipoventilación, el desajuste ventilación-perfusión ($\dot{V}/\dot{Q}$), la derivación de derecha a izquierda y el deterioro de la difusión.

Hipoventilación

El término *hipoventilación* se refiere específicamente a la hipoventilación *alveolar*. Hay dos características importantes y distintivas de esta hipoventilación. La primera es que la presión parcial arterial de dióxido de carbono ($PaCO_2$) siempre aumenta. La siguiente ecuación sencilla define la relación entre la $PaCO_2$ y la ventilación alveolar ($\dot{V}A$) y la producción de dióxido de carbono por el organismo ($\dot{V}CO_2$) (k es una constante):

$$PaCO_2 = k \times \frac{\dot{V}CO_2}{\dot{V}A} \quad \text{(ec. 1)}$$

Supongamos que la $\dot{V}CO_2$ se mantiene constante. Cuando la $\dot{V}A$ disminuye, la $PaCO_2$ debe aumentar. Del mismo modo, un aumento de la $\dot{V}CO_2$ puede incrementar la $PaCO_2$ a menos que la $\dot{V}A$ crezca de manera proporcional.

Una forma de concebir la $\dot{V}A$ es la siguiente: cuando un paciente inhala una respiración de volumen corriente (VC), una cierta cantidad de esa respiración no llega a los alvéolos que intercambian gases. Una parte se queda en las vías respiratorias superiores, la tráquea y los bronquios, y otra parte puede ir a los alvéolos sin $\dot{Q}$ (especialmente en caso de enfermedad), de modo que el intercambio de gases no se produce en ninguno de los dos casos. Esta fracción del VC inhalado se denomina *volumen de espacio muerto* (VEM). El VEM es pequeño en condiciones normales, pero aumenta ante enfermedades como el enfisema, la bronquitis crónica y el síndrome de dificultad respiratoria aguda. Si la *ventilación total* ($\dot{V}E$) se define como la ventilación medida en la boca, entonces:

$$\dot{V}A = \dot{V}E - \dot{V}E\left(\frac{VEM}{VC}\right) \quad \text{(ec. 2)}$$

La $\dot{V}A$ es la $\dot{V}E$ menos la cantidad que ventila el espacio muerto. Así, la $\dot{V}A$ en la ecuación 1 puede reducirse mediante una disminución de la $\dot{V}E$ o mediante un aumento del cociente VEM/VC.

La segunda característica es que la hipoxemia debida a la hipoventilación alveolar siempre puede corregirse aumentando la concentración de oxígeno inspirado. Un aumento de aproximadamente 1 mm Hg en la presión de oxígeno inspirado produce un incremento de 1 mm Hg en la PaO_2. El oxígeno inspirado puede aumentarse en varios cientos de milímetros de mercurio, y la hipoxemia se corrige fácilmente. En la tabla 6-1 se enumeran algunas de las causas más frecuentes de hipoventilación; todas ellas reflejan anomalías en la función de la bomba respiratoria.

La hipoventilación se puede identificar como una causa de hipoxia con el uso de la ecuación del aire alveolar:

$$PaO_2 = (P_{atm} - PH_2O)FiO_2 - \left(\frac{PaCO_2}{CR}\right) \quad \text{(ec. 3)}$$

TABLA 6-1   **Causas de hipoventilación alveolar**
Depresión del sistema nervioso central causada por fármacos, anestesia e hipotiroidismo
Trastornos del centro respiratorio medular causados por traumatismos, hemorragias, encefalitis, ictus (accidentes cerebrovasculares) y tumores
Trastornos del control respiratorio como la apnea del sueño y el síndrome de hipoventilación por obesidad
Traumatismo torácico con tórax inestable, cifoescoliosis y toracoplastia
Enfermedad neuromuscular que afecta los nervios eferentes (p. ej., poliomielitis, síndrome de Guillain-Barré y esclerosis lateral amiotrófica), la unión neuromuscular (p. ej., miastenia grave) o los músculos respiratorios (p. ej., distrofia muscular, insuficiencia de maltasa ácida y otras miopatías)

donde la P_AO_2 es la presión parcial alveolar de oxígeno, P_{atm} es la presión atmosférica, PH_2O es la presión parcial del agua (47 mm Hg a temperatura corporal), FiO_2 es la fracción inspirada de oxígeno, P_ACO_2 es la presión parcial alveolar de dióxido de carbono y CR es el cociente respiratorio (por lo general, 0.7-0.8 con una dieta normal). P_AO_2-PaO_2 se suele denominar *gradiente A-a* o *(A-a) DO$_2$*. Suele ser menor de 10 en las personas jóvenes y menor de 20 en las mayores. Si es normal, la hipoxia se debe a la hipoventilación o a una FiO_2 baja. Si es alta, la hipoxia puede ser causada por un desajuste $\dot{V}/\dot{Q}$, una derivación de derecha a izquierda o un deterioro de la difusión.

Desajuste ventilación-perfusión

En lugar de la situación típica en la que volúmenes casi iguales de aire y sangre venosa van a todos los alvéolos, puede desarrollarse una disparidad (desajuste). El aumento de la circulación sanguínea ($\dot{Q}$) puede ir a los alvéolos, cuya ventilación se reduce. A la inversa, el aumento de la $\dot{V}$ puede ir a zonas con una circulación sanguínea reducida. El resultado en ambos casos es una alteración del intercambio de gases, a menudo de un grado significativo. En el último desajuste hipotético, toda la sangre va a un pulmón y toda la $\dot{V}$ al otro, una situación incompatible con la vida. En la vida real, la hipoxemia debida al desajuste $\dot{V}/\dot{Q}$ puede mejorarse y normalmente corregirse aumentando las concentraciones de oxígeno inspirado.

El desajuste $\dot{V}/\dot{Q}$ es la causa más frecuente de hipoxemia encontrada en la práctica clínica. Explica la hipoxemia en la bronquitis crónica, el enfisema y el asma. También explica gran parte de la hipoxemia en la enfermedad pulmonar intersticial y el edema pulmonar.

Estimar el grado y el tipo de desajuste es complejo y va más allá del alcance de este libro. Basta con decir que un *aumento* del (A-a) DO$_2$ la mayoría de las veces sugiere la existencia de regiones pulmonares con un cociente $\dot{V}/\dot{Q}$ bajo porque la $\dot{Q}$ supera la $\dot{V}$. También se puede estimar el llamado *VEM fisiológico*; un incremento implica la existencia de regiones pulmonares con un elevado cociente $\dot{V}/\dot{Q}$ debido a un aumento relativo de la $\dot{V}$. Para profundizar en este interesante tema, el lector debe consultar un texto estándar de fisiología respiratoria.

Derivación de derecha a izquierda

En esta situación, una parte de la sangre venosa evita completamente los alvéolos. La derivación puede ser intracardíaca, como en una comunicación interauricular o una tetralogía de Fallot, o puede producirse dentro del pulmón, como en el caso de las fístulas arteriovenosas de la telangiectasia hemorrágica hereditaria (síndrome de Osler-Weber-Rendu). La circulación sanguínea a través de una región de consolidación neumónica total o atelectasia también constituye una derivación de derecha a izquierda. En la derivación, la hipoxemia *no puede* suprimirse respirando oxígeno al 100%.

Deterioro de la difusión

La difusión se trata con más detalle en el capítulo 4. Como se ha mencionado, el desajuste $\dot{V}/\dot{Q}$ puede contribuir a la reducción de la capacidad de difusión que se mide en un laboratorio. La respiración de una concentración elevada de oxígeno suele corregir la hipoxemia causada por el deterioro de la difusión.

Causas mixtas

También hay causas mixtas de hipoxemia. El paciente con EPOC y neumonía tiene un desajuste $\dot{V}/\dot{Q}$ y una derivación de derecha a izquierda; aquel con fibrosis pulmonar tiene tanto un defecto de difusión como un desajuste $\dot{V}/\dot{Q}$.

6B • Presión parcial arterial de dióxido de carbono

Los valores normales de la $PaCO_2$ oscilan entre 35 y 45 mm Hg y, a diferencia de la PaO_2, no se ven afectados por la edad. En la figura 6-2 se contrasta la curva de disociación del dióxido de carbono con la del oxígeno. La curva de dióxido de carbono no tiene una meseta. Así, el contenido de dióxido de carbono en la sangre depende en gran medida de la $PaCO_2$, que a su vez es inversamente proporcional al grado de $\dot{V}A$ (*véase* ec. 1).

La hipercapnia (es decir, la retención de dióxido de carbono con el aumento de la $PaCO_2$) puede ser el resultado de cualquiera de los dos mecanismos. El primer mecanismo, la hipoventilación (*véase* tabla 6-1), se entiende más fácilmente. En la sección 6A se explica que la $PaCO_2$ es inversamente proporcional a la $\dot{V}A$ (*véase* ec. 1). Cuando la $\dot{V}A$ disminuye, la $PaCO_2$ aumenta.

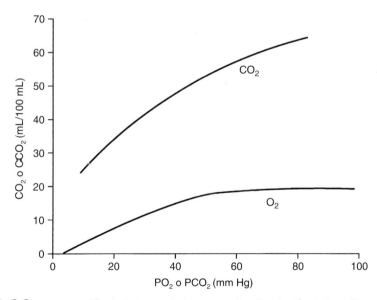

FIG. 6-2 Comparación de la forma de las curvas de disociación de la oxihemoglobina y del dióxido de carbono. La pendiente de la curva de disociación del dióxido de carbono es aproximadamente tres veces más pronunciada que la de la curva de disociación de la oxihemoglobina. CCO_2 es el contenido de dióxido de carbono en la sangre, CO_2 es el contenido de oxígeno en la sangre y PCO_2 y PO_2 son las presiones parciales de dióxido de carbono y de oxígeno en la sangre, respectivamente (modificado de West JB, ed. *Respiratory Physiology: The Essentials*, 3.ª ed. Baltimore, MD: Williams & Wilkins, 1985. Utilizado con autorización).

El segundo mecanismo, el desajuste $\dot{V}/\dot{Q}$ grave, también puede conducir a la retención de dióxido de carbono. Cuando la PaO_2 disminuye como resultado del desajuste $\dot{V}/\dot{Q}$, como se ha comentado anteriormente, la $PaCO_2$ aumenta. Esto usualmente ocurre en la EPOC. Sin embargo, en algunos pacientes, la $\dot{V}$ aumenta para mantener una $PaCO_2$ normal. La PaO_2 también mejora algo. Estos pacientes son los disneicos acianóticos o «sopladores rosas». En otros pacientes con EPOC, la $PaCO_2$ aumenta y la PaO_2 disminuye como resultado del desajuste $\dot{V}/\dot{Q}$. Estos son los clásicos pacientes «congestivos azulados», los hipoventiladores cianóticos. Por supuesto, muchos pacientes con EPOC tienen un curso entre estos dos extremos.

6C • Potencial de hidrógeno arterial

El potencial de hidrógeno (pH) es el logaritmo negativo de la concentración de hidrogeniones. Esto significa que en la acidosis (pH bajo) hay un aumento de los iones H^+. Lo contrario ocurre en la alcalosis, con su disminución de iones H^+ y el incremento del pH.

El estado ácido-básico de la sangre clásicamente se analiza en términos de la ecuación de Henderson-Hasselbalch para el sistema de amortiguador de bicarbonato, que destaca la importancia de la presión parcial de dióxido de carbono (PCO_2) arterial.

$$pH = pK + \log\frac{[HCO_3^-]}{0.03\ PCO_2} \quad \text{(ec. 4)}$$

La pK es una constante relacionada con la disociación del ácido carbónico. Observe que, con un bicarbonato constante, los aumentos de la PCO_2 disminuyen el pH. Por el contrario, la disminución de la PCO_2 mediante el incremento de la $\dot{V}$ produce alcalosis (aumento del pH).

Las alteraciones respiratorias del estado ácido-básico están relacionadas con la eliminación del dióxido de carbono. Sin embargo, las anomalías metabólicas implican una ganancia o una pérdida de ácido fijo o de bicarbonato en el líquido extracelular. Las alteraciones metabólicas del equilibrio ácido-básico pueden compensarse rápidamente alternando la cantidad de dióxido de carbono eliminado mediante la $\dot{V}$. A continuación, los riñones eliminan más lentamente el exceso de ácido o de base.

El diagrama de Davenport del pH-$[HCO_3^-]$ que se presenta en la figura 6-3 es una forma útil de ver la respuesta del organismo a las alteraciones ácido-básicas. Es una representación gráfica de la ecuación de Henderson-Hasselbalch. Se muestran tres líneas de amortiguamiento diferentes (inclinadas hacia abajo y hacia la derecha) que definen las respuestas del $[HCO_3^-]$ y el pH, resultantes de la adición metabólica de ácido o base al plasma. También se muestran tres isopletas (inclinadas hacia arriba y hacia la derecha) que relacionan el pH con el $[HCO_3^-]$ para tres niveles de PCO_2. El punto A indica la situación normal: pH = 7.4, $[HCO_3^-]$ = 24 mEq/L y PCO_2 = 40 mm Hg.

Mecanismos compensatorios

1. Acidosis respiratoria. El punto B en la figura 6-3 muestra el resultado de la hipoventilación aguda; la PCO_2 aumenta y el pH disminuye. Los riñones tratan de compensar la acidosis cuando la hipoventilación se

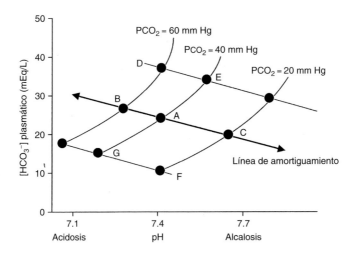

FIG. 6-3 **Diagrama de Davenport en el que se muestra el [HCO₃⁻] en función del pH y de la presión parcial de dióxido de carbono (PCO₂)** (de Taylor AE, Rehder K, Hyatt RE, et al., eds. *Clinical Respiratory Physiology*. Philadelphia, PA: W. B. Saunders, 1989. Utilizado con autorización).

vuelve crónica, como en la EPOC, conservando $[HCO_3^-]$. El resultado es que el punto B se desplaza hacia el punto D y el pH vuelve a la normalidad.

2. **Alcalosis respiratoria.** El punto C muestra lo que ocurre con la hiperventilación aguda; la PCO_2 disminuye y el pH aumenta. A medida que persiste la hiperventilación, por ejemplo, durante la aclimatación a la altitud, los riñones excretan $[HCO_3^-]$ y, como se predice a partir de la ecuación 2, el pH se normaliza desde C hacia F.

3. **Acidosis metabólica.** El punto G representa la acidosis debida a la acumulación de ácidos fijos con una disminución del $[HCO_3^-]$ plasmático. El sistema respiratorio intenta compensar esto aumentando la $\dot{V}$, con lo que disminuye la PCO_2 y se desplaza desde G hacia F. El ejemplo clásico es la hiperpnea de la cetoacidosis diabética.

4. **Alcalosis metabólica.** La pérdida de ácidos fijos, como ocurre con los vómitos repetidos, provoca un desplazamiento desde A hacia E. La respuesta respiratoria es una disminución de la $\dot{V}$, lo que genera un incremento de la PCO_2 y un desplazamiento desde E hacia D.

6D • Abordaje alternativo al análisis ácido-básico

Algunos prefieren un abordaje alternativo al diagrama de Davenport, que puede ser más fácil de utilizar en el entorno del hospital comunitario. No todos los laboratorios que realizan gasometrías arteriales tienen un cooxímetro para determinar la concentración de bicarbonato. La concentración de bicarbonato puede calcularse con la ecuación de Henderson, en la que $[H^+]$ es la concentración de hidrogeniones:

$$[H^+] = 24 \times \frac{PCO_2}{[HCO_3^-]} \quad \text{(ec. 5)}$$

Esto puede reordenarse para calcular la concentración de bicarbonato:

$$[HCO_3^-] = 24 \times \frac{PCO_2}{[H^+]} \quad (ec.\ 6)$$

El $[H^+]$ (en mEq) puede calcularse a partir del pH. Los valores típicos se indican en la tabla 6-2. Los valores intermedios pueden calcularse por interpolación. Una vez que se encuentran los valores del bicarbonato, el pH y la PCO_2, se puede determinar el estado ácido-básico y distinguir las causas respiratorias y metabólicas de la acidosis y la alcalosis, como se analiza en la sección 6C y en la figura 6-3. Un análisis completo de las alteraciones ácido-básicas está más allá del alcance de este libro.

6E • Consideraciones adicionales

Muchos laboratorios de gasometría utilizan un cooxímetro para medir la hemoglobina total, la saturación de hemoglobina, la carboxihemoglobina (COHb) y la metahemoglobina (MetHb) y para calcular el bicarbonato y la concentración arterial de oxígeno. En el servicio de urgencias, la medición de la COHb y la MetHb es valiosa para detectar la intoxicación por monóxido de carbono y la toxicidad de diversos medicamentos que causan metahemoglobinemia. En la unidad de cuidados intensivos, los valores de la gasometría arterial se revisan con frecuencia, y los resultados del cooxímetro a menudo proporcionan el primer signo de pérdida de sangre en los pacientes que tienen un alto riesgo de hemorragia digestiva.

Los procedimientos e inspecciones obligatorios en los Estados Unidos en virtud de la Clinical Laboratories Improvement Act han mejorado el control de calidad en los laboratorios que realizan gasometrías arteriales. Los médicos deben ser conscientes de los problemas relacionados con la contaminación de las muestras y la calibración de los instrumentos médicos. Una regla útil es que la suma de la PCO_2 y la presión parcial de oxígeno (PO_2) no debe superar aproximadamente los 150 mm Hg con el paciente respirando aire ambiente. Si la suma es mayor, o bien el paciente está respirando oxígeno suplementario o bien hay que comprobar la calibración del instrumento.

TABLA 6-2 Relación entre el pH y la concentración de hidrogeniones	
pH	$[H^+]$
7.50	32
7.40	40
7.30	50
7.22	60
7.15	71
7.10	79
7.05	89
7.00	100

6F • Algunos posibles problemas

CASO 1

Los siguientes resultados de la gasometría son de un paciente de 40 años de edad que estaba sentado cuando se le extrajo sangre arterial:

$$PaO_2 = 110 \text{ mm Hg}$$

$$PaCO_2 = 30 \text{ mm Hg}$$

$$pH = 7.50$$

Pregunta

¿Cómo deben interpretarse estos resultados y cuál es el problema subyacente?

Respuesta

Los datos indican una alcalosis respiratoria aguda no compensada. El paciente se asustó con la aguja y se hiperventiló mientras se le extraía la sangre.

CASO 2

La paciente es una mujer pequeña de 70 años de edad con neumonía lobular. El valor de la PaO_2 al ingreso era de 50 mm Hg y la saturación era del 80%; se le suministró un 40% de oxígeno inspirado. Dos horas más tarde, la paciente lucía un poco mejor, pero el valor de la PaO_2 no había mejorado. Sin embargo, cuando se midió la saturación por oximetría de pulso, esta había aumentado al 92%.

Pregunta

¿Cuál podría ser la causa de la disparidad entre los datos de la gasometría y la oximetría? Si la gasometría era correcta, estaba indicada la intubación.

Respuesta

Se pidió al técnico que extrajera otra muestra de sangre mientras se controlaba la saturación mediante oximetría de pulso. Al hacerlo, fue evidente que la paciente contuvo la respiración durante el pinchazo y la toma de muestras de sangre y la saturación disminuyeron. Debido a sus pequeños volúmenes pulmonares, reducidos aún más por la neumonía, su P_AO_2 disminuyó de manera drástica, lo que llevó a la baja PaO_2. En una muestra extraída cuando no retenía la respiración, la PaO_2 fue de 80 mm Hg y la saturación del 92%.

CASO 3

Un hombre de 55 años de edad está siendo evaluado por debilidad y tos crónica. Ha tenido una dificultad progresiva para tragar durante 6 meses. Su radiografía de tórax muestra volúmenes pulmonares pequeños y atelectasia bibasilar con un infiltrado del segmento superior en el lóbulo inferior izquierdo. La PO_2 es de 45 mm Hg respirando aire ambiente, mientras que la PCO_2 es de 62 mm Hg.

Pregunta

¿Cuál es la causa de su hipoxia?

Respuesta

Hipoventilación debida a la debilidad de los músculos respiratorios (*véase* cap. 9). El gradiente A-a es casi normal. A pesar de las anomalías radiográficas, su ajuste $\dot{V}/\dot{Q}$ sigue siendo bueno. Está hipóxico debido a su hipercapnia.

Capítulo 7

Otras pruebas de mecánica pulmonar: resistencia y distensibilidad

Las pruebas aquí descritas suelen realizarse en laboratorios clínicos o de investigación totalmente equipados. En el ámbito ambulatorio, añaden relativamente poco a las evaluaciones básicas comentadas en los capítulos anteriores (espirometría, volúmenes pulmonares, capacidad de difusión y gasometría arterial). Sin embargo, estas pruebas podrían encontrarse en la capacitación de posgrado de la especialidad o en los informes de laboratorio y, por lo tanto, se consideran de manera breve. Quizá aún más importante, la comprensión de estos conceptos es vital para el tratamiento de los pacientes que requieren ventilación mecánica.

7A • Resistencia

La *resistencia* (R) es la presión necesaria para producir un flujo de 1 L/s dentro o fuera del pulmón. Las unidades son centímetros de agua por litro por segundo (cm H_2O/L por segundo). Este concepto general se ilustra en la figura 7-1, en

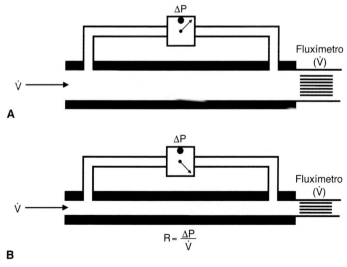

FIG. 7-1 Medición de la resistencia (R) a través de un tubo grande (A) y un tubo pequeño (B). El flujo ($\dot{V}$) se mide con el fluxímetro, mientras que la presión impulsora (ΔP) se mide con un transductor de presión diferencial. Para impulsar el mismo flujo, se requiere una mayor presión en el tubo **B** y, por lo tanto, la R del tubo **B** es mayor que la del tubo **A**.

la que la presión impulsora (ΔP) pertinente es la diferencia de presión entre los extremos de los tubos. La presión necesaria para producir un flujo de 1 L/s en un tubo grande es menor que la necesaria en un tubo pequeño. Por lo tanto, la R del tubo pequeño es mucho mayor que la del tubo grande.

En los pulmones, interesa la medición de la R de todo el sistema. En la figura 7-2 se ilustra cómo se puede obtener esto. El flujo en la boca puede medirse con un fluxímetro. La presión que impulsa el flujo ($\dot{V}$) puede medirse de dos maneras. La presión (intra)pleural (P_{pl}) puede medirse mediante una pequeña sonda con balón colocada en el tercio inferior del esófago y conectada a un transductor de presión. Se ha demostrado que los cambios de presión en el esófago reflejan los de la cavidad pleural. La diferencia entre la P_{pl} y la presión en la boca (Pao) es la ΔP. Dividiendo la ΔP entre el $\dot{V}$, se obtiene la resistencia pulmonar (R_{pulm}). La R_{pulm} incluye la resistencia de las vías respiratorias (R_{aw}) más un pequeño componente debido a la resistencia del tejido pulmonar.

La otra medición de la R, más utilizada, se obtiene cuantificando la presión alveolar (P_{alv}) en relación con la Pao. La P_{alv} puede medirse en un pletismógrafo corporal y no requiere la ingesta de un balón esofágico. En este método, la ΔP es igual a la P_{alv} menos la Pao. Este resultado se divide entre el $\dot{V}$ para determinar la R_{aw}. La R_{aw} es ligeramente inferior a la R_{pulm} debido a la ausencia de resistencia de los tejidos. Tanto la R_{pulm} como la R_{aw} pueden medirse durante la inspiración o la espiración, o como una media de ambas. En la figura 7-3 se describe cómo se mide la R_{aw}.

La R media en los adultos sanos es de 1-3 cm H_2O/L por segundo. Es mayor en los pulmones pequeños de los niños porque sus vías respiratorias son más pequeñas. En ocasiones, se usa el término *conductancia*, el cual se tomó del campo de la ingeniería eléctrica y es el recíproco de la R; sus unidades son

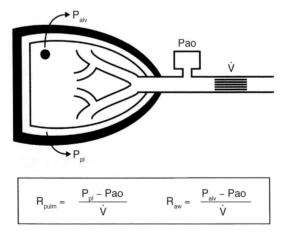

$$R_{pulm} = \frac{P_{pl} - Pao}{\dot{V}} \qquad R_{aw} = \frac{P_{alv} - Pao}{\dot{V}}$$

FIG. 7-2 **Modelo en el que se ilustra cómo se miden la resistencia pulmonar (R_{pulm}) y la resistencia de las vías respiratorias (R_{aw}).** Para medir la presión (intra)pleural (P_{pl}), se requiere un balón esofágico, mientras que la presión alveolar (P_{alv}) puede inferirse a partir de mediciones no invasivas en la pletismografía corporal. Pao: presión en la boca; $\dot{V}$: flujo.

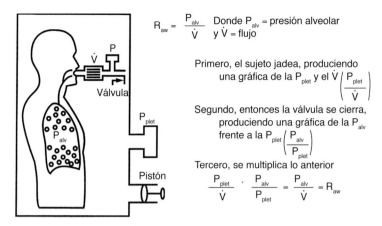

$$R_{aw} = \frac{P_{alv}}{\dot{V}} \quad \text{Donde } P_{alv} = \text{presión alveolar}$$
$$\text{y } \dot{V} = \text{flujo}$$

Primero, el sujeto jadea, produciendo una gráfica de la P_{plet} y el $\dot{V}$ $\left(\dfrac{P_{plet}}{\dot{V}}\right)$

Segundo, entonces la válvula se cierra, produciendo una gráfica de la P_{alv} frente a la P_{plet} $\left(\dfrac{P_{alv}}{P_{plet}}\right)$

Tercero, se multiplica lo anterior

$$\frac{P_{plet}}{\dot{V}} \cdot \frac{P_{alv}}{P_{plet}} = \frac{P_{alv}}{\dot{V}} = R_{aw}$$

FIG. 7-3   El equipo utilizado para medir el volumen pulmonar mediante el pletis-mógrafo corporal (*véase* fig. 3-6, p. 29) ha sido modificado mediante la inserción de un fluxímetro entre la boca del paciente y el manómetro y la válvula. El fluxíme-tro mide el flujo de aire ($\dot{V}$). Se indica al paciente que jadee superficialmente a través del sistema con la válvula abierta. Esto proporciona una medida de la presión pletismográfica (P_{plet}) en función del $\dot{V}$, es decir, $P_{plet}/\dot{V}$ (*véase* la ecuación inferior). Con el paciente todavía jadeando, se cierra la válvula. Esto proporciona una medida de la presión alveolar (P_{alv}) en función de la P_{plet}, es decir, P_{alv}/P_{plet} (también en la ecuación inferior). Como se muestra, la resistencia de las vías respiratorias (R_{aw}) se obtiene multiplicando estos dos cocientes.

litros por segundo por centímetro de agua, L/s por cm H_2O. Así, una R alta significa una conductancia baja: el $\dot{V}$ no se «conduce» bien.

La R varía de forma inversa al volumen pulmonar (fig. 7-4). En los vo-lúmenes pulmonares altos, las vías respiratorias son más amplias y la R es

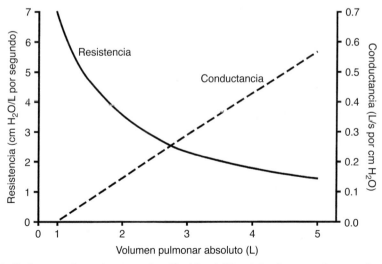

FIG. 7-4   La resistencia es una función hiperbólica del volumen pulmonar. Cuando se grafica su recíproco, la conductancia, resulta una línea recta. Observe que la línea de la conductancia se cruza con el eje del volumen en 1 L, que es el volumen residual en este ejemplo. En ese momento, la conductancia llega a cero, y su inversa, la resistencia, se acerca al infinito.

menor. Por el contrario, ante volúmenes pulmonares bajos, la R aumenta hasta el punto de cierre de las vías respiratorias en el volumen residual. Para estandarizar este efecto, la R normalmente se mide durante la respiración en la capacidad residual funcional.

La R aumenta cuando se estrechan las vías respiratorias. El estrechamiento puede ser causado por la contracción del músculo liso; el engrosamiento de la pared bronquial debido a la inflamación o la producción de moco, todas ellas características del asma y la bronquitis crónica; las vías respiratorias flácidas (como en el enfisema); o la obstrucción mecánica (como en el cáncer de pulmón o con un cuerpo extraño aspirado).

Existe una fuerte correlación negativa entre la R y el flujo espiratorio máximo ($\dot{V}_{máx}$). Una R elevada se asocia con una disminución de los flujos, como indican las disminuciones del volumen espiratorio forzado en 1 s (VEF_1) y de otros flujos, como el flujo espiratorio forzado entre el 25 y el 75% del volumen pulmonar. No obstante, hay algunas excepciones a esta relación. Una de ellas se ilustra en la figura 7-5. Este tipo de curva $\dot{V}_{máx}$-volumen se observa ocasionalmente en los adultos mayores. La R en este caso es normal, pero los flujos en los volúmenes pulmonares bajos son reducidos. Por ello, son importantes los valores ajustados por la edad para los valores de referencia de la espirometría, en particular el cociente VEF_1/capacidad vital forzada (CVF) (en lugar de utilizar un umbral arbitrario de 0.7 para el límite inferior del cociente VEF_1/CVF).

> **CONSEJO** ● Un paciente con una lesión obstructiva variable en la tráquea extratorácica (superior) (*véase* fig. 2-7D, p. 16) puede tener un aumento considerable de la R_{aw} pero un $\dot{V}_{máx}$ normal. El aumento de la R refleja la marcada disminución de los flujos inspiratorios causada por la elevada resistencia inspiratoria. Los cálculos separados de la resistencia inspiratoria y la espiratoria lo hacen evidente.

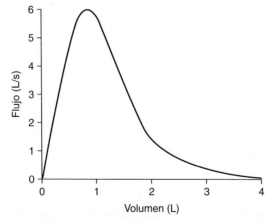

FIG. 7-5 **Curva de flujo-volumen que muestra un flujo normal en volúmenes pulmonares altos, pero flujos anormalmente bajos sobre el 50% inferior de la capacidad vital.** En este caso, la resistencia suele ser normal, pero los flujos espiratorios forzados en volúmenes pulmonares bajos están reducidos.

7B • Distensibilidad pulmonar

La distensibilidad es una medida de la elasticidad de los pulmones. La *distensibilidad pulmonar* (CL, *compliance of the lungs*) se define como el cambio en el volumen pulmonar resultante de un cambio de 1 cm H_2O en la presión elástica de los pulmones. La figura 7-6 es similar a la figura 7-2, pero se añade un espirómetro para medir el volumen. Cuando el pulmón no se mueve (es decir, cuando el flujo de aire es nulo), la P_{pl} es negativa (subatmosférica). Los pulmones son elásticos y tienden a colapsarse, lo que es resistido por la pared torácica, por lo que la P_{pl}, cuando el volumen no cambia, refleja la presión elástica estática o la retracción del pulmón en ese volumen. Si se aumenta el volumen pulmonar en una cantidad conocida (ΔV) y el volumen se mantiene de nuevo constante, la nueva P_{pl} es más negativa (la retracción del pulmón es mayor). Este ΔV dividido entre la diferencia de los dos valores *estáticos* de la P_{pl} (ΔP_{pl}) define la CL: CL = $\Delta V/\Delta P_{pl}$ (L/cm H_2O) en ese volumen. Además, es una práctica habitual medir la presión de retracción elástica con el paciente conteniendo la respiración en la capacidad pulmonar total (CPT); esto se denomina *presión de retracción del pulmón en la CPT* (P_{CPT}). La medición de la CL requiere la introducción de un balón esofágico para medir la P_{pl}. El interés por esta fisiología ha aumentado porque ahora algunos ventiladores mecánicos incorporan la medición de la presión esofágica en sus diagnósticos avanzados.

La distensibilidad medida cuando no hay flujo de aire, como en el análisis anterior, se denomina *distensibilidad pulmonar estática* (CL_{stat}). La distensibilidad suele medirse durante la respiración tranquila con un sistema de sonda con balón esofágico. Durante una respiración, hay dos momentos en los que el flujo de aire es nulo: al final de la inspiración y al final de la espiración. La diferencia de P_{pl} en estos dos momentos también define un cambio en la presión de retracción elástica. Esta ΔP_{pl} dividida entre el ΔV se denomina *distensibilidad pulmonar dinámica* (CL_{dyn}).

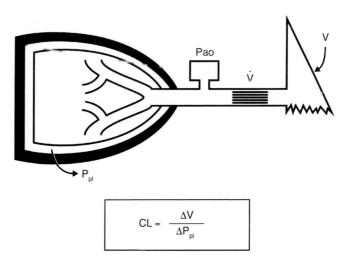

$$CL = \frac{\Delta V}{\Delta P_{pl}}$$

FIG. 7-6 Modelo de demostración de la medición de la distensibilidad. Se requiere un balón esofágico. CL: distensibilidad pulmonar; Pao: presión en la boca; P_{pl}: presión (intra) pleural; V: volumen; V̇: flujo.

En los pacientes adultos sanos, la CL_{stat} y la CL_{dyn} son casi iguales y oscilan entre 0.150 y 0.250 L/cm H_2O. La CL varía directamente con el tamaño de los pulmones y es menor en los pacientes con pulmones pequeños.

La distensibilidad se reduce en los pacientes con fibrosis pulmonar, a menudo hasta valores tan bajos como 0.050 L/cm H_2O, lo que refleja que estos pulmones son muy rígidos. Los grandes cambios de presión solo producen pequeños cambios de volumen. De nuevo, la CL_{stat} y la CL_{dyn} son similares.

La situación en la enfermedad pulmonar obstructiva crónica (EPOC), especialmente el enfisema, es diferente. La CL_{stat} aumenta, a menudo hasta valores superiores a 0.500 L/cm H_2O. Esta alta distensibilidad refleja que los pulmones son flácidos y poco elásticos. Sin embargo, la CL_{dyn} es mucho más baja, a menudo en el rango normal. La explicación de esta aparente paradoja está relacionada con la ventilación poco uniforme de los pulmones en la EPOC, como se verá en el capítulo 8. En esencia, durante la respiración en la EPOC, el aire entra y sale preferentemente de las regiones más normales de los pulmones. Dado que la elasticidad de estas regiones no está tan deteriorada, la CL_{dyn} está más cerca de los valores normales. Esta diferencia entre la CL_{stat} y la CL_{dyn} se denomina *dependencia de la frecuencia de la distensibilidad*. Es importante recordar que una CL_{dyn} baja en la EPOC no significa que los pulmones estén rígidos o fibróticos.

7C • Distensibilidad del sistema respiratorio

También se puede medir la distensibilidad de todo el sistema respiratorio (Crs), para lo cual se requiere que los músculos respiratorios estén relajados. Esta medición se realiza con mayor frecuencia cuando el paciente está conectado a un ventilador. Se insuflan los pulmones del paciente, se ocluyen las vías respiratorias y se mide la presión de estas. Se deja que los pulmones se vacíen una cantidad medida y se obtiene una segunda presión de oclusión. La Crs es el cambio de volumen dividido entre la diferencia de las dos presiones. Dado que los pulmones y la pared torácica están en serie, la Crs incluye tanto la distensibilidad pulmonar (CL_{stat}) como la distensibilidad de la pared torácica (CCW, *compliance of the chest wall*). Como los recíprocos de las distensibilidades se suman, la ecuación que describe esta relación es la siguiente:

$$\frac{1}{Crs} = \frac{1}{CL_{stat}} + \frac{1}{CCW} \quad \text{(ec. 1)}$$

Por lo tanto, una disminución de la Crs puede ser causada por una reducción en la CL_{stat} o la CCW (o ambas), un hecho que a veces se pasa por alto. Esto es de vital importancia en la unidad de cuidados intensivos, donde un aumento de la presión necesaria para ventilar a un paciente puede ser consecuencia de un incremento en la rigidez pulmonar o de un paciente inadecuadamente sedado. También cabe señalar que a veces los cálculos son más fáciles de comprender utilizando la elasticidad (E), que equivale a 1/C. Por ejemplo, E del sistema respiratorio = E pulmonar estática + E de la pared torácica.

7D • Fisiopatología de la mecánica pulmonar

Se han presentado los fundamentos de la mecánica pulmonar. En esta sección se detallan las desventajas mecánicas asociadas con las enfermedades pulmonares obstructivas y restrictivas.

Presión de retracción elástica estática del pulmón

Anteriormente señalamos que la P_{pl} medida cuando el pulmón no se mueve es la presión de retracción elástica estática del pulmón, que ahora definimos como Pst. Esta presión se mide con una pequeña sonda con balón colocada en la parte inferior del esófago.

En la figura 7-7 se representa la Pst durante el vaciamiento del pulmón desde la CPT hasta el volumen residual. Se muestran tres casos: un paciente sano (N); un paciente con enfisema, un trastorno obstructivo (E); y un paciente con fibrosis pulmonar, una enfermedad restrictiva (F). Las curvas se grafican en función del volumen pulmonar absoluto. Observe la pérdida de retracción pulmonar y la hiperinsuflación en el enfisema (E). Esto contrasta con la reducción del volumen pulmonar y el aumento de la retracción de los pulmones en la fibrosis pulmonar (F).

La curva E pone de relieve dos problemas a los que se enfrenta el paciente con enfisema y la mayoría de los pacientes con EPOC. En primer lugar, la pérdida de presión de retracción significa que el parénquima pulmonar no puede distender las vías respiratorias tanto como en el caso normal (*véanse* los resortes en la fig. 2-2, p. 6). En segundo lugar, como se muestra en la figura 9-2 (p. 83), la capacidad de los músculos inspiratorios para generar fuerza se reduce debido a la hiperinsuflación.

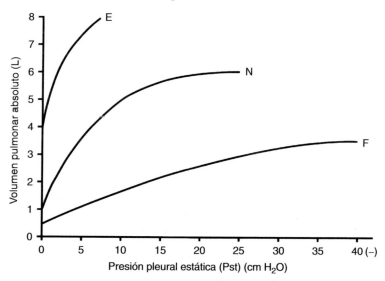

FIG. 7-7 **En esta figura, la presión de retracción elástica estática del pulmón (Pst) se grafica en función del volumen pulmonar absoluto de tres pacientes típicos: un paciente con enfisema (E), un paciente sano (N) y un paciente con fibrosis pulmonar o síndrome de dificultad respiratoria aguda (F).** Aunque la presión (intra)pleural es negativa, se suele graficar a la derecha, como se muestra.

En la curva F, que representa al paciente con fibrosis pulmonar (o síndrome de dificultad respiratoria aguda [SDRA]), la capacidad de los músculos espiratorios para desarrollar fuerza está reducida (*véase* fig. 9-2, p. 83) debido al volumen pulmonar reducido. Además, el aumento de la retracción de los pulmones fibróticos o inflamados requiere que los músculos respiratorios ejerzan una fuerza mayor de lo normal para expandir los pulmones.

> **CONSEJO** ● Se podría pensar que la Pst deriva de las fibras elásticas y de colágeno del pulmón sano. Sin embargo, la mayor contribución de la retracción elástica proviene de las fuerzas de presión superficial que actúan en la interfaz aire-líquido en los alvéolos. Esto se muestra en la figura 7-8, en la que se representan las presiones estáticas de insuflación y vaciamiento de las vías respiratorias en un pulmón que contiene aire (la situación normal), y el mismo pulmón se insufla y vacía con solución salina después de haber eliminado el aire. Con la solución salina llenando el pulmón, se suprime la interfaz aire-líquido en los alvéolos y la presión superficial se elimina con ella. Observe la poca presión de retracción que queda en el pulmón lleno de solución salina, lo que refleja la pequeña contribución del tejido. La gran diferencia entre las curvas de insuflación y de vaciamiento representa la histéresis, una propiedad frecuente de los tejidos biológicos.

Trabajo respiratorio

En la figura 7-9 se ilustran los efectos de las alteraciones de la Pst y de la resistencia al flujo de aire en el trabajo respiratorio exigido a los músculos respiratorios. Se han regraficado las curvas estáticas de la figura 7-7; a cada curva

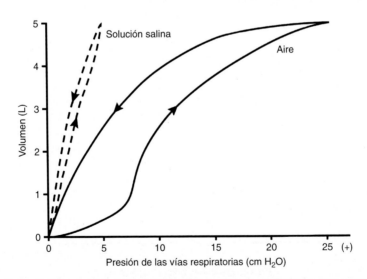

FIG. 7-8 Gráfico de la presión estática de las vías respiratorias frente al volumen pulmonar en un pulmón extirpado insuflado y desinflado con aire. Las *flechas* indican las trayectorias de insuflación y vaciamiento. A continuación, el pulmón se desgasifica (se elimina todo el aire) y se insufla y vacía con solución salina. El marcado desplazamiento de la curva de la solución salina hacia la izquierda refleja la pérdida de retracción cuando se elimina la presión superficial en la interfaz aire-líquido alveolar. La diferencia entre las curvas de insuflación y vaciamiento se llama *histéresis*.

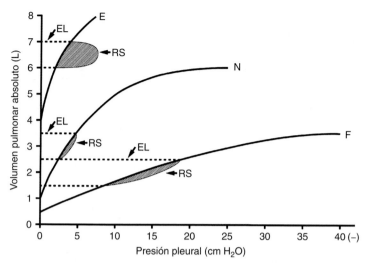

FIG. 7-9 **Representación de la presión (intra)pleural negativa generada durante una respiración inspiratoria para un paciente sano (N), uno con enfisema (E) y uno con fibrosis (F).** Los circuitos inspiratorios se grafican en las curvas de retracción estática de la figura 7-7. Las *áreas sombreadas* reflejan el trabajo respiratorio necesario para vencer la resistencia al flujo de aire (trabajo de resistencia [RS]). Las áreas entre la curva estática y la línea de presión cero reflejan el trabajo necesario para mantener el pulmón insuflado, es decir, el trabajo elástico (EL). Consulte el texto para obtener más información.

se le ha añadido la P_{pl} durante la inspiración. El trabajo es un producto de la presión y el volumen (el área del V frente al circuito P). En cada caso, el *área sombreada* entre el circuito inspiratorio (identificado mediante las *flechas*) y la curva estática representa el trabajo de resistencia de esa respiración. Esta se incrementa en la curva E. El área entre la curva estática y el eje de presión cero refleja el trabajo necesario para mantener el pulmón insuflado, es decir, el trabajo elástico (EL). En comparación con la curva normal, el paciente con enfisema tiene un mayor trabajo debido al aumento de la resistencia al flujo de aire, mientras que el paciente con fibrosis o SDRA tiene un mayor EL debido a la rigidez pulmonar. Aunque el circuito de trabajo inspiratorio total es menor en el enfisema que en la fibrosis, se requiere más trabajo durante la espiración. Además, la hiperinsuflación en el enfisema pone al sistema respiratorio en una clara desventaja mecánica.

Presión de retracción elástica estática y flujo espiratorio máximo

En la sección 2B (p. 5) y en la figura 2-2 (p. 6), señalamos que la elasticidad pulmonar, concretamente la Pst, es la presión que impulsa el $\dot{V}_{máx}$. La evaluación de la relación entre el $\dot{V}_{máx}$ y la Pst resulta informativa. En la figura 7-10A se expone cómo se obtiene esta relación, mientras que en la figura 7-10B se muestra su comportamiento en pulmones normales y enfermos.

En la figura 7-10A, las curvas de flujo-volumen y de retracción pulmonar estática de un paciente sano y de un paciente con enfisema puro se representan en el eje vertical común del volumen pulmonar absoluto. Así, a cualquier volumen pulmonar correspondiente a la porción decreciente de la curva de flujo-volumen, es posible medir simultáneamente los valores del $\dot{V}_{máx}$ y la Pst.

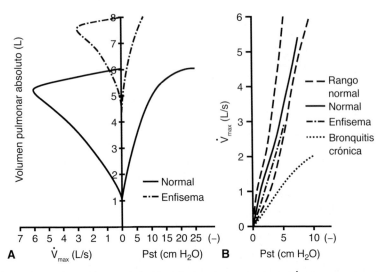

FIG. 7-10 **Relaciones entre el flujo espiratorio máximo ($\dot{V}_{máx}$) y la presión de retracción elástica estática del pulmón (Pst). A.** Se representan el $\dot{V}_{máx}$ y la Pst en un eje vertical común de volumen pulmonar absoluto para un paciente sano y un paciente con enfisema puro. **B.** Los valores correspondientes del $\dot{V}_{máx}$ y la Pst obtenidos a varios volúmenes pulmonares se representan con el $\dot{V}_{máx}$ en función de la Pst. Esto se llama *curva de retracción estática de flujo máximo*. En el caso de la bronquitis crónica, no se muestran las curvas de flujo-volumen y de Pst-volumen. Consulte el texto para obtener más información.

En la figura 7-10B, la Pst se grafica contra el $\dot{V}_{máx}$ a varios volúmenes pulmonares. Dicho gráfico se denomina *curva de retracción estática de flujo máximo* (REFM). El rango normal de valores se muestra en el estrecho espacio entre las dos *líneas discontinuas*. Los valores obtenidos de la curva normal en la figura 7-10A están conectados por la *línea sólida*. Lo mismo se ha hecho para el caso del enfisema puro. Dado que tanto el paciente sano como el que tiene enfisema puro no tienen ninguna enfermedad de las vías respiratorias, los valores están dentro del rango normal. Esto indica que en el paciente con enfisema la disminución del flujo máximo es causada principalmente por la pérdida de retracción pulmonar, y no por la enfermedad de las vías respiratorias *per se*. Sin embargo, si hay una bronquitis crónica importante, la curva de REFM se desplaza hacia abajo y hacia la derecha, lo que indica que, aunque puede haber cierta pérdida de presión de retracción, esto no explica la disminución del flujo, que se debe en gran medida a la enfermedad de las vías respiratorias y al aumento asociado de la R_{aw}. La curva de REFM es útil porque subraya el hecho de que el $\dot{V}_{máx}$ puede reducirse por una pérdida de presión de retracción o por una enfermedad sustancial de las vías respiratorias, o por ambas cosas.

7E • Técnica de oscilación forzada o sistema de oscilometría de impulsos

Este procedimiento se describió por primera vez en 1956 y se perfeccionó en las décadas de 1970 y 1980, pero empezó a emplearse clínicamente hasta hace 20 años debido a la mejoría del instrumental. La técnica y su explicación detallada son complejas. Básicamente, se emplea un gran altavoz para aplicar ondas de presión y sonido de varias frecuencias mientras el paciente respira tranquilamente en el sistema cerrado. Se superponen pequeñas oscilaciones de presión (~1 cm H_2O) a la respiración del paciente. La presión, tal y como se refleja en el pulmón, se utiliza para calcular la resistencia a varias frecuencias, así como la reactancia, la inercia, la capacitancia y la frecuencia de resonancia. La interpretación de estas mediciones es algo compleja. Lo más sencillo de entender son las resistencias a distintas frecuencias. Se cree que las medidas a altas frecuencias (p. ej., R20) reflejan las vías respiratorias proximales o grandes, mientras que las medidas a bajas frecuencias (R5) reflejan la resistencia total de las vías respiratorias. Se considera que la diferencia entre ellas (R5 − R20) refleja las vías respiratorias pequeñas.[1] Las ventajas potenciales de la técnica de oscilación forzada (TOF) o de la oscilometría de impulsos (ODI) son numerosas. Ambas son no invasivas y pueden usarse en lactantes y niños, adultos mayores y pacientes con discapacidades cognitivas o neuromusculares, ya que no se requieren maniobras respiratorias especiales. Las dos pueden utilizarse también en los estudios del sueño y en la unidad de cuidados intensivos. Ambas pueden emplearse para comprobar la hiperreactividad de las vías respiratorias. No requieren una inhalación profunda, que puede alterar el tono broncomotor (*véase* caso 32, p. 203-206), ni maniobras espiratorias forzadas, que pueden ser agotadoras y alterar el tono bronquial. A pesar de estas ventajas, la TOF y la ODI no se han adoptado de forma generalizada y se han usado principalmente en lactantes y niños menores de 5 años de edad que no pueden realizar la espirometría o tienen dificultades con el procedimiento. Ninguna de las dos se ha adoptado de forma generalizada en la medicina clínica de los adultos.

REFERENCIAS

1. Brashier B, Sundeep S. Measuring lung function using sound waves: role of the forced oscillation technique and impulse oscillometry system. *Breathe* 11:57–65, 2015.

Capítulo **8**

Distribución
de la ventilación

Diversos procesos patológicos alteran el patrón normal de distribución de la ventilación (es decir, la uniformidad con la que una respiración inhalada se distribuye a todos los alvéolos). Por esta razón, las pruebas que detectan patrones anómalos de distribución de la ventilación son bastante inespecíficas y rara vez tienen importancia diagnóstica. Su principal contribución es que estos patrones anómalos casi siempre están asociados con alteraciones en las relaciones de ventilación-perfusión (*véanse* p. 60 y 77). La distribución anómala de la ventilación también contribuye a la dependencia de la frecuencia de la distensibilidad (*véase* p. 77).

Hay varias pruebas de distribución de la ventilación. Algunas son complejas y requieren equipos sofisticados y análisis complejos. En este capítulo solo se analiza el procedimiento más sencillo, la prueba de nitrógeno de una sola respiración (N_2UsR).

8A • Prueba de nitrógeno de una sola respiración

Procedimiento

El equipo y el procedimiento de la prueba se ilustran en la figura 8-1. El paciente exhala hasta el volumen residual (VR) y luego inhala una respiración completa de oxígeno al 100% de la bolsa de la izquierda. Una exhalación lenta

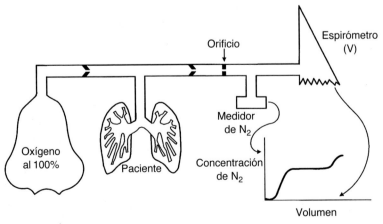

FIG. 8-1 **Equipo necesario para realizar la prueba de lavado de nitrógeno de una sola respiración.** En la *parte inferior derecha* se muestra un gráfico de la concentración de nitrógeno (N_2) exhalado frente al volumen (V) exhalado.

y completa se dirige por la válvula unidireccional a través del orificio que pasa por el medidor de nitrógeno hacia el espirómetro. El orificio asegura que el flujo espiratorio será constante y lento (< 0.5 L/s), y recomendamos su uso. El medidor de nitrógeno registra continuamente la concentración de nitrógeno del gas espirado cuando entra en el espirómetro. Con el trazado simultáneo de la concentración de nitrógeno espirado frente al volumen espirado, se obtiene el gráfico normal mostrado en las figuras 8-1 y 8-2A.

Resultados normales

El gráfico de la figura 8-2A es de un paciente sano sentado. Hay cuatro partes importantes del gráfico normal: las fases I a IV.

Para entender este gráfico, debemos considerar cómo se distribuye normalmente el oxígeno inhalado en los pulmones de un paciente sentado. En el VR, la concentración alveolar de nitrógeno puede considerarse uniforme (aproximadamente el 80%) en todo el pulmón, y el aire alveolar está presente en la tráquea y en las vías respiratorias superiores (fig. 8-3A). En el VR, los alvéolos (*círculos* en la fig. 8-3A) en las regiones del pulmón más dependientes de la gravedad están en un volumen menor que los de las porciones apicales. Así, los alvéolos apicales contienen un mayor volumen de nitrógeno a la misma concentración. Por lo tanto, cuando el paciente inhala oxígeno al 100%, los alvéolos apicales reciben proporcionalmente menos oxígeno que los alvéolos basales, más inferiores, y el nitrógeno alveolar está menos diluido que en las regiones basales. Por lo tanto, la concentración de nitrógeno es mayor en la región apical. El resultado es una disminución gradual de la concentración de nitrógeno más abajo en el pulmón, y el aire alveolar más

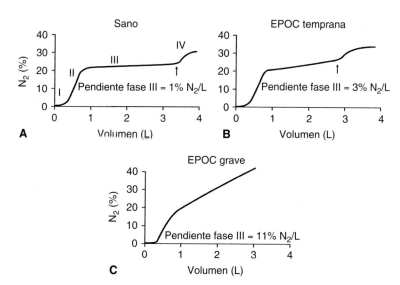

FIG. 8-2 Resultados de las pruebas de lavado de nitrógeno (N_2) de una sola respiración en un paciente sano (A), un paciente con enfermedad pulmonar obstructiva crónica (EPOC) temprana (B) y un paciente con EPOC grave (C). El volumen de cierre (cuando está presente) se identifica con una *flecha*. Las distintas fases se identifican en **A**. La pendiente de la fase III se indica debajo de cada curva.

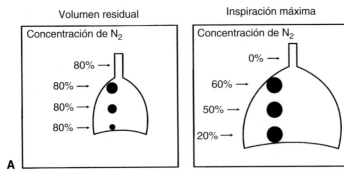

FIG. 8-3 **Distribución normal de una respiración de oxígeno inhalado a partir del volumen residual y la concentración alveolar de nitrógeno resultante en función de la gravedad. A.** Pulmón en volumen residual. **B.** Pulmón después de una inspiración máxima en la capacidad pulmonar total.

diluido se encuentra en la base (fig. 8-3B). Al final de la inspiración, la tráquea y las vías respiratorias proximales solo contienen oxígeno.

Los acontecimientos durante la espiración en el paciente sano (*véase* fig. 8-2A) son los siguientes. El gas inicial que pasa por el medidor de nitrógeno proviene de la tráquea y de las vías respiratorias superiores y contiene oxígeno al 100%. Así, la fase I muestra un 0% de nitrógeno. A medida que la espiración continúa durante la fase II, el aire alveolar comienza a lavar el oxígeno del espacio muerto, y la concentración de nitrógeno aumenta de manera gradual.

La fase III consiste en aire alveolar en su totalidad. Durante una espiración lenta, inicialmente, el gas proviene de manera predominante de las regiones alveolares inferiores, donde la concentración de nitrógeno es más baja. A medida que continúa la espiración, se incrementan las cantidades de gas procedentes de las regiones más apicales, donde la concentración de nitrógeno es más alta. Esta secuencia de acontecimientos produce un aumento gradual de la concentración de nitrógeno durante la fase III. La pendiente normal de la fase III es del 1.0-2.5% de nitrógeno por litro espirado. Este valor aumenta en los adultos mayores.

Al inicio de la fase IV, se produce un aumento brusco de la concentración de nitrógeno. Esto refleja la disminución del vaciamiento de las regiones pulmonares inferiores. La mayor parte de la espiración final proviene de las regiones apicales, que tienen una mayor concentración de nitrógeno. Se dice que el inicio de la fase IV refleja el comienzo del cierre de las vías respiratorias en las regiones inferiores, y suele denominarse *volumen de cierre*. Es discutible si el cierre de las vías respiratorias se produce realmente con este volumen.[1] Por lo general, la fase IV se produce con cerca del 15% de la capacidad vital restante. Este valor aumenta durante el envejecimiento normal hasta valores del 25% de la capacidad vital.

8B • Cambios en la prueba de nitrógeno de una sola respiración en caso de enfermedad

En la enfermedad pulmonar obstructiva, la prueba de N_2UsR se altera de dos maneras (*véase* fig. 8-2B). El volumen pulmonar en el que se produce la fase IV (volumen de cierre) aumenta (menos volumen exhalado). Además, la pendiente de la fase III se incrementa. Esto ocurre porque el patrón normal de distribución de gases, incluyendo el gradiente vertical de concentración de nitrógeno descrito anteriormente, se suprime de manera gradual. La enfermedad se produce de forma desigual en todo el pulmón. Las regiones de mayor enfermedad con alta resistencia al flujo de las vías respiratorias o alta distensibilidad se vacían menos completamente y, por lo tanto, reciben menos oxígeno, por lo que su concentración de nitrógeno está muy por encima de los valores normales. Dado que las zonas enfermas se vacían más lentamente que las regiones más sanas, la pendiente de la fase III aumenta de manera considerable.

En la enfermedad obstructiva más avanzada (*véase* fig. 8-2C) ya no hay fase IV. Se pierde en la pendiente muy pronunciada de la fase III.

8C • Interpretación de la prueba de nitrógeno de una sola respiración

Cuanto más desigual sea la distribución de la ventilación, más pronunciada será la pendiente de la fase III. Hay aumentos asociados en la desigualdad de la perfusión de los capilares alveolares. El impacto de estos cambios en la gasometría arterial se aborda en la sección 6A (p. 57).

Se pensó que el aumento del volumen de la fase IV sería un indicador útil y sensible de la enfermedad temprana de las vías respiratorias. Por desgracia, no fue así, y la fase IV ya rara vez se mide. Sin embargo, durante muchos años la fase III ha sido reconocida como un excelente índice de la ventilación heterogénea. Como se muestra en la figura 8-2, con el avance de la enfermedad obstructiva de las vías respiratorias, la pendiente de la fase III aumenta progresivamente.

No obstante, cualquier medición de la distribución de la ventilación es inespecífica. El incremento de la fase III no se limita a los casos de obstrucción de las vías respiratorias. También se producen aumentos en la fibrosis pulmonar, la insuficiencia cardíaca congestiva, la sarcoidosis y otras afecciones en las que la enfermedad de las vías respiratorias no es la principal anomalía.

En conclusión, tomar en cuenta la distribución de la ventilación dice mucho sobre la fisiología pulmonar. Los trastornos de la distribución de la ventilación son muy importantes en la fisiopatología de enfermedades como la bronquitis crónica, el asma y el enfisema. En la práctica clínica, sin embargo, las pruebas de distribución de la ventilación añaden muy poco a una batería básica de espirometría y las pruebas de volúmenes pulmonares, capacidad de difusión y gasometría arterial.

REFERENCIAS

1. Hyatt RE, Okeson GC, Rodarte JR. Influence of expiratory flow limitation on the pattern of lung emptying in normal man. *J Appl Physiol* 35:411–419, 1973.

Capítulo 9

Presiones respiratorias máximas

En algunas situaciones clínicas, la evaluación de la fuerza de los músculos respiratorios es muy útil. La fuerza de los músculos esqueléticos, como los del brazo, se evalúa con facilidad determinando la fuerza que pueden desarrollar, por ejemplo, levantando pesas. En cambio, la fuerza de los músculos respiratorios puede determinarse midiendo las presiones desarrolladas contra una vía aérea ocluida.

9A • Principios fisiológicos

Aquí se revisa algo de fisiología muscular básica para ayudar a determinar la mejor manera de estimar la fuerza de los músculos respiratorios. Los músculos, cuando se estimulan al máximo a diferentes longitudes, muestran un comportamiento característico de longitud-tensión, como se representa en la figura 9-1. La mayor tensión desarrollada por el músculo se produce cuando está en su longitud fisiológica óptima. Con otras longitudes, se desarrolla menos tensión. Para aplicar este concepto a los músculos respiratorios, el volumen puede considerarse equivalente a la longitud, y la presión, equivalente a la tensión. Los músculos *espiratorios* (pared torácica y músculos abdominales) están en su longitud óptima cerca de la capacidad pulmonar total. En la

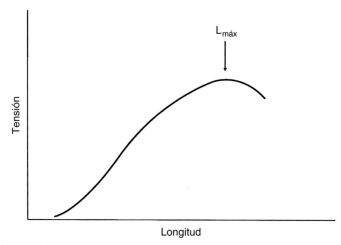

FIG. 9-1 **Comportamiento clásico de longitud-tensión del músculo estriado.** $L_{máx}$ es la longitud en la que se puede desarrollar la máxima tensión.

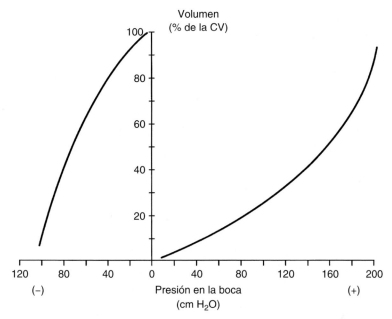

FIG. 9-2 **Presión respiratoria máxima que puede desarrollarse de forma estática en distintos volúmenes pulmonares (capacidad vital [CV]).** Las presiones espiratorias son positivas y las inspiratorias negativas. La capacidad pulmonar total está al 100% de la CV y el volumen residual al 0% de la CV.

figura 9-2 se muestra, como era de esperar, que las mayores presiones espiratorias se generan cerca de la capacidad pulmonar total. El paciente sopla lo más fuerte posible contra una vía aérea ocluida. Por el contrario, cerca del volumen residual, son los músculos *inspiratorios* (principalmente el diafragma) los que están en su longitud óptima. Cerca del volumen residual, desarrollan la mayor presión negativa cuando el paciente succiona contra una vía aérea ocluida. Por lo tanto, la fuerza máxima de los músculos espiratorios se mide cerca de la capacidad pulmonar total, y la de los músculos inspiratorios se mide cerca del volumen residual.

9B • Técnicas de medición

El instrumento clásico empleado para hacer estas mediciones se muestra en la figura 9-3. Consiste en un tubo hueco de acero inoxidable al que se acoplan manómetros de presión negativa y positiva. El extremo distal del tubo está ocluido, excepto por un orificio de 2 mm. Los equipos modernos tienen transductores electrónicos de presión conectados a procesadores informáticos. La función es la misma, pero es menos evidente en la inspección física.

La presión espiratoria máxima ($PE_{máx}$) se mide de la siguiente manera. El paciente inhala al máximo, mantiene el tubo de goma firmemente contra su boca y exhala con la mayor fuerza posible. Se obtienen varios esfuerzos reproducibles y se registra la presión positiva más alta mantenida durante un

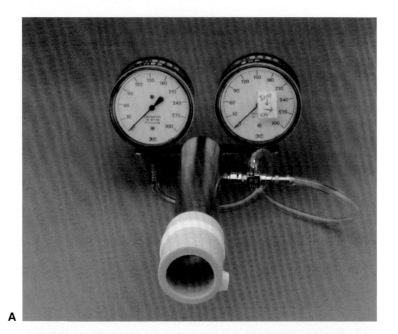

A

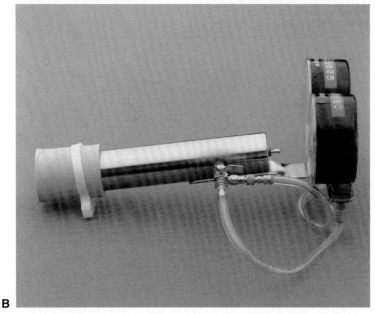

B

FIG. 9-3 Instrumento clásico utilizado para medir las presiones espiratorias e inspiratorias estáticas máximas. El manómetro espiratorio mide de 0 a +300 cm H_2O, y el manómetro inspiratorio mide de 0 a −300 cm H_2O. Los manómetros se conectan alternativamente al cilindro mediante una llave de paso de tres vías, como indican las *flechas* del manómetro de la derecha (**A**). La vista lateral (**B**) muestra el pequeño orificio de 2 mm en el extremo distal del tubo metálico. En el extremo proximal del cilindro se coloca un trozo de tubo de goma firme.

breve intervalo de tiempo (normalmente de 0.2-1.0 s). Se puede utilizar un tubo de goma firme en lugar de una boquilla estándar de cartón o de tipo esnórquel, ya que, a presiones más altas (50-150 cm H_2O o más), el aire se escapa alrededor de una boquilla convencional, debido a que los músculos bucales no son lo suficientemente fuertes como para mantener un sello hermético. Estas fugas son más frecuentes en los pacientes con debilidad neuromuscular. Por lo general, no se requiere una pinza nasal, salvo en el caso de los pacientes con debilidad muscular.

La presión inspiratoria máxima ($PI_{máx}$) se mide haciendo que el paciente exhale hasta el volumen residual, sosteniendo el tubo contra los labios y succionando lo más fuerte posible. De nuevo, se registra la mayor presión negativa sostenida durante un intervalo similar. El pequeño orificio de 2 mm en el extremo distal asegura que el aparato está midiendo la presión desarrollada en los pulmones por los músculos inspiratorios. Sin este, si el paciente cierra la glotis y succiona con las mejillas, se puede desarrollar una presión negativa muy grande. La fuga impide que esto ocurra porque la presión producida por la succión con la glotis cerrada disminuye rápidamente y no se puede mantener. Para garantizar la precisión, el paciente debe realizar el máximo esfuerzo. Aquí radica una de las deficiencias de la prueba. Estos esfuerzos pueden ser molestos. Algunos pacientes no pueden, o no quieren, hacer ese esfuerzo. Es esencial que el técnico se los enseñe con entusiasmo.

9C • Valores normales

Los valores normales obtenidos de un grupo motivado de 60 pacientes masculinos y 60 femeninos sanos se enumeran en la tabla 9-1. Como se muestra en la figura 9-2, la $PE_{máx}$ es aproximadamente el doble que la $PI_{máx}$. Los hombres desarrollaron presiones mayores que las mujeres, y en ambos sexos la presión disminuyó con la edad, excepto en el caso de las presiones inspiratorias en los hombres.

TABLA 9-1 Valores normales de las presiones respiratorias máximas según la edad

Presión	Edad (años)				
	20-54	55-59	60-64	65-69	70-74
$PI_{máx}$, cm H_2O[a]					
Hombre	-124 ± 44	-103 ± 32	-103 ± 32	-103 ± 32	-103 ± 32
Mujer	-87 ± 32	-77 ± 26	-73 ± 26	-70 ± 26	-65 ± 26
$PE_{máx}$, cm H_2O[a]					
Hombre	233 ± 84	218 ± 74	209 ± 74	197 ± 74	185 ± 74
Mujer	152 ± 54	145 ± 40	140 ± 40	135 ± 40	128 ± 40

[a] Los números representan la media ± 2 desviaciones estándar.
$PE_{máx}$: presión espiratoria máxima; $PI_{máx}$: presión inspiratoria máxima.

9D • Indicaciones para la medición de la presión respiratoria máxima

1. En los pacientes con enfermedades neuromusculares que presentan disnea, la medición de la fuerza muscular respiratoria es una prueba más sensible que la espirometría o la ventilación voluntaria máxima.[1] Estudiamos a 10 pacientes con enfermedades neuromusculares tempranas (esclerosis lateral amiotrófica, miastenia grave y polimiositis). Ocho de los 10 tenían una disnea considerable, pero solo dos mostraban una reducción significativa de la capacidad vital (77%). Cinco tenían una ventilación voluntaria máxima reducida (73%). Sin embargo, nueve pacientes tuvieron reducciones significativas de la $PE_{máx}$ (47% previsto) y la $PI_{máx}$ (34% previsto). En las primeras etapas, la disnea se explicaba mejor debido a una reducción de la fuerza de los músculos respiratorios en un momento en el que la fuerza de otros músculos esqueléticos estaba poco deteriorada. En la tabla 9-2 se enumeran algunos trastornos neuromusculares en los que se ha encontrado debilidad de los músculos respiratorios.

2. Es útil medir la fuerza muscular respiratoria en el paciente cooperativo con una disminución aislada e inexplicable de la capacidad vital o de la ventilación voluntaria máxima. Estas disminuciones podrían ser signos tempranos de debilidad de los músculos respiratorios y podrían explicar un síntoma de disnea. Otras enfermedades en las que se ha documentado debilidad muscular son el lupus eritematoso, la intoxicación por plomo, la esclerodermia y el hipertiroidismo.

CONSEJO • En general, no es posible tener una tos eficaz cuando la $PE_{máx}$ es inferior a 40 cm H_2O.

El desmayo inexplicable puede ser causado por un síncope de tos en el paciente con bronquitis crónica grave. Se han medido presiones sostenidas en las vías respiratorias de más de 300 cm H_2O en esta afección durante los paroxismos de tos. Estas presiones son suficientes para reducir el retorno venoso y, por lo tanto, el gasto cardíaco, lo que produce un síncope, en ocasiones incluso cuando el paciente está en posición de decúbito supino.

TABLA 9-2 **Trastornos neuromusculares asociados con la debilidad de los músculos respiratorios**

Esclerosis lateral amiotrófica	Síndrome de Guillain-Barré
Miastenia grave	Siringomielia
Distrofia muscular	Enfermedad de Parkinson
Polimiositis, dermatomiositis	Miopatía por esteroides
Poliomielitis, síndrome pospolio	Polineuropatía
Accidente cerebrovascular	Lesión medular
Parálisis del diafragma	Insuficiencia de maltasa ácida

3. La medición de la fuerza muscular respiratoria en la unidad de cuidados intensivos se ha usado como método para evaluar si un paciente está preparado para ser desconectado de la ventilación mecánica. Se puede conectar un transductor de presión al adaptador de 15 mm del tubo endotraqueal. Si la prueba se realiza en pacientes que no están intubados (como forma para medir el riesgo de insuficiencia respiratoria en aquellos con debilidad de los músculos respiratorios), es importante tener una pequeña fuga en el aparato, como se describe en la sección 9B.

Cuando se emplean las presiones respiratorias máximas para evaluar el potencial de desconexión, se ha identificado que la presión inspiratoria mayor de -20 a 30 cm H_2O y la presión espiratoria mayor de +30 a 50 cm H_2O son factores de predicción de la capacidad de los pacientes para ser desconectados del soporte ventilatorio. Sin embargo, no se recomienda el uso de un solo factor para decidir sobre el potencial de desconexión. Hay que tener en cuenta que la capacidad para respirar sin ayuda depende del equilibrio entre la capacidad de los músculos respiratorios para realizar trabajo y la carga de trabajo impuesta a los músculos respiratorios por la pared torácica y los pulmones.

REFERENCIAS

1. Black LF, Hyatt RE. Maximal static respiratory pressures in generalized neuromuscular disease. *Am Rev Respir Dis* 103:641–650, 1971.

Capítulo 10

Pruebas preoperatorias de función pulmonar

Los principales objetivos de las pruebas preoperatorias de función pulmonar son 1) detectar enfermedades pulmonares no reconocidas, 2) evaluar el riesgo de la operación en comparación con el beneficio potencial, 3) planificar los cuidados perioperatorios y 4) estimar la función pulmonar postoperatoria. En varios estudios se ha constatado una alta prevalencia de deterioro insospechado de la función pulmonar en los pacientes quirúrgicos, lo que sugiere que las pruebas preoperatorias de función pulmonar están infrautilizadas. Hay indicios de que un tratamiento perioperatorio adecuado mejora el resultado quirúrgico en los pacientes con deterioro de la función pulmonar.

10A • ¿Quién debe hacerse la prueba?

Las indicaciones para las pruebas dependen de las características del paciente y del procedimiento quirúrgico previsto. En la tabla 10-1 se enumeran las características del paciente y los procedimientos quirúrgicos para los que

TABLA 10-1 **Indicaciones para las pruebas preoperatorias de función pulmonar**
Paciente
Disfunción pulmonar conocida
Hábito tabáquico, en especial si es > 1 paquete al día
Tos productiva crónica
Infección respiratoria reciente
Edad avanzada
Obesidad > 30% sobre el peso ideal
Deformación de la caja torácica, como la cifoescoliosis
Enfermedad neuromuscular, como la esclerosis lateral amiotrófica o la miastenia grave
Procedimiento
Operación torácica o abdominal superior
Resección pulmonar
Anestesia prolongada

se recomiendan las pruebas. Consideramos que las pruebas preoperatorias deberían llevarse a cabo en todos los pacientes programados para cualquier resección pulmonar. También recomendamos la realización de pruebas antes de una cirugía del abdomen superior y del tórax en los pacientes con una enfermedad pulmonar conocida y para los fumadores mayores de 40 años de edad (hasta una cuarta parte de estos fumadores tienen una función pulmonar alterada), ya que estos procedimientos presentan el mayor riesgo para los pacientes con una función pulmonar deteriorada. Cuando se detecta una alteración significativa, una intervención perioperatoria adecuada puede reducir la morbilidad y la mortalidad relacionadas con la operación. Dicha intervención incluye el uso de broncodilatadores y el uso postoperatorio de la espirometría de incentivo. Aunque no se ha demostrado el beneficio de dejar de fumar antes de la cirugía, es una práctica habitual recomendar a los fumadores, especialmente a los que tienen una función pulmonar deteriorada, que dejen de fumar varias semanas antes de la cirugía.

10B • ¿Qué pruebas hay que hacer?

Para los pacientes con trastornos obstructivos, la espirometría antes y después del tratamiento broncodilatador puede ser una prueba preoperatoria suficiente. Sin embargo, en los casos de obstrucción de las vías respiratorias de moderada a grave, debe medirse también la presión parcial arterial de dióxido de carbono (gasometría). En la tabla 10-2 se enumeran las pautas generales para interpretar los resultados de las pruebas en términos de riesgo para el paciente.

El riesgo de los procedimientos quirúrgicos para los pacientes con trastornos restrictivos está menos estudiado que el de los pacientes con trastornos obstructivos. Se recomienda seguir pautas similares pero teniendo en cuenta la causa de la restricción (enfermedad pulmonar parenquimatosa, trastornos de la pared torácica, debilidad muscular y obesidad).

Las indicaciones para la medición de la capacidad de difusión pulmonar (DLCO) no están claramente establecidas. Recomendamos que se mida la DLCO en los pacientes con trastornos restrictivos para evaluar la gravedad de la anomalía del intercambio de gases. En los trastornos del parénquima pulmonar, como la fibrosis pulmonar, esta anomalía suele ser más grave de lo que se espera del grado de deterioro ventilatorio por sí solo.

TABLA 10-2 **Pautas para estimar el riesgo de complicaciones respiratorias postoperatorias**		
Prueba	**Riesgo incrementado**	**Alto riesgo**
CVF	< 50% previsto	≤ 1.5 L
VEF_1	< 2.0 L o < 50% previsto	< 1.0 L
VVM		< 50% previsto
$PaCO_2$		≥ 45 mm Hg

CVF: capacidad vital forzada espiratoria; $PaCO_2$: presión parcial arterial de dióxido de carbono; VEF_1: volumen espiratorio forzado en 1 s; VVM: ventilación voluntaria máxima.

La oximetría es un método económico de medición del intercambio de gases, pero es relativamente inespecífica e insensible, incluso cuando se realiza durante el ejercicio. No recomendamos su uso para determinar el riesgo operatorio. Sin embargo, es útil para controlar la oxigenoterapia en el postoperatorio.

La ventilación voluntaria máxima también se utiliza como factor de predicción de las complicaciones respiratorias postoperatorias. Es menos reproducible que el volumen espiratorio forzado en 1 s (VEF_1) y depende más de la fuerza y el esfuerzo muscular. Por estas razones, ya no se usa para determinar la elegibilidad de un paciente para los pagos por incapacidad del Seguro Social en los Estados Unidos. No obstante, tiene un papel en la evaluación preoperatoria y es comparable al VEF_1 para predecir las complicaciones respiratorias postoperatorias. También nos parece útil como indicador de la fuerza muscular respiratoria.

10C • Estudios adicionales

Se ha empleado la gammagrafía cuantitativa con radionúclidos para determinar la ventilación y la perfusión regionales de los pulmones. Los resultados se han usado para mejorar las estimaciones de la función pulmonar postoperatoria, especialmente en el caso de los pacientes con una función pulmonar incierta.

También se han empleado estudios de ejercicio cardiopulmonar máximo para la evaluación preoperatoria. Varios autores han informado bajas tasas de complicaciones postoperatorias en los pacientes con una captación máxima de oxígeno superior a 20 mL/kg por minuto y altas tasas de complicaciones con una captación máxima de oxígeno inferior a 15 mL/kg por minuto. Esta forma de prueba requiere un equipamiento sofisticado y una experiencia técnica considerable. Por lo tanto, es más costosa que otras pruebas. Con todo, el costo de las pruebas es pequeño comparado con el de la mayoría de los procedimientos quirúrgicos.

10D • ¿Qué es el riesgo prohibitivo?

Se han desarrollado varios algoritmos para calcular la función pulmonar tras la resección del tejido pulmonar. Uno de los abordajes requiere estimar el número de segmentos pulmonares, de un total de 18, que es probable que se extirpen. A continuación, se realiza el siguiente cálculo:

$$VEF_1 \text{ preoperatorio} \times \frac{(\text{No. de segmentos restantes})}{18} = VEF_1 \text{ postoperatorio} \qquad \text{(ec. 1)}$$

Así, si se van a extirpar cinco segmentos y el VEF_1 preoperatorio es de 2.0 L, el VEF_1 postoperatorio previsto es de 1.4 L:

$$2 \times \frac{18 - 5}{18} = 1.4$$

El VEF_1 postoperatorio previsto a partir de este cálculo es el grado estimado de la función pulmonar después de la recuperación completa, no inmediatamente después de la operación. En el pasado, una recomendación frecuente era que la resección quirúrgica no debía realizarse si el VEF_1 postoperatorio previsto era inferior a 0.8 L. No obstante, en varios estudios se ha constatado que, con los cuidados postoperatorios modernos, esto ya no es una contraindicación absoluta. Los centros especializados con una excelente atención perioperatoria han informado de una baja morbilidad y mortalidad en estos pacientes gravemente afectados.[1]

REFERENCIAS

1. Cerfolio RJ, Allen MS, Trastek VF, Deschamps C, Scanlon PD, Pairolero PC. Lung resection in patients with compromised pulmonary function. *Ann Thorac Surg* 62:348–351, 1996.

Capítulo 11

Pruebas sencillas de la capacidad de esfuerzo

En la mayoría de los casos, el médico tiene una estimación de la capacidad de esfuerzo (ejercicio) del paciente. Se basa en los antecedentes, los hallazgos de la exploración física y la información pertinente, como las radiografías de tórax, el electrocardiograma, el hemograma (biometría hemática) y las pruebas de función pulmonar estándar, que pueden incluir la gasometría arterial.

Sin embargo, en algunas situaciones, se necesita una estimación cuantitativa de la capacidad de esfuerzo de un paciente. Antes de solicitar pruebas formales de esfuerzo, se pueden hacer algunas pruebas relativamente sencillas. Estas pueden efectuarse en el consultorio o en el laboratorio de función pulmonar de un hospital. Pueden evitar la realización de pruebas más exhaustivas al permitir evaluar de forma suficiente la limitación del paciente.

11A • Oximetría con ejercicio

La oximetría de pulso, disponible en la mayoría de los hospitales, es un método económico y no invasivo para estimar la saturación arterial de oxígeno en ausencia de una hemoglobina anormalmente alta. Una vez que se ha elegido un lugar adecuado para hacer ejercicio y se han cumplido los criterios de garantía de calidad de la oximetría, se registra la saturación de oxígeno en reposo. Si esta es normal o casi normal, el paciente hace ejercicio hasta que le falte el aire. En algunas entidades patológicas, como la fibrosis pulmonar, la hipertensión pulmonar y el enfisema, los valores en reposo son normales, pero se observa una desaturación sorprendente con el ejercicio. En esta situación, un paso prudente es repetir el esfuerzo con el paciente respirando oxígeno para determinar si la saturación se corrige fácilmente y mejora la disnea.

Si la saturación en reposo de un paciente es baja, esta puede ser toda la información necesaria. No obstante, si se va a prescribir oxígeno suplementario, puede ser necesario determinar las tasas de flujo de oxígeno que proporcionarán una saturación adecuada en reposo y con esfuerzos leves.

Para este tipo de estudios, es importante registrar la distancia y el tiempo caminados. Para prescribir oxígeno, los niveles de ejercicio (distancia caminada) pueden compararse sin y con oxígeno suplementario. En algunos pacientes con enfermedad pulmonar obstructiva crónica (EPOC) y en aquellos con limitaciones neuromusculares y de la pared torácica en los que la retención de dióxido de carbono puede ser motivo de preocupación, debe obtenerse una gasometría arterial en reposo mientras el paciente respira la concentración de oxígeno prescrita para descartar una hipercapnia progresiva. Por lo general, no es necesario determinar los valores de gasometría arterial durante el ejercicio mientras se respira la concentración de oxígeno prescrita.

CONSEJO ● En algunas situaciones, la saturación es falsamente baja cuando se utiliza el oxímetro de pulso en el dedo. Entre estas situaciones se encuentran las callosidades gruesas, el exceso de luz ambiental, el uso de esmaltes de uñas de tonos oscuros, la ictericia y las afecciones con mala circulación periférica, como la esclerodermia y la enfermedad de Raynaud. En los casos en los que la señal del pulso es baja, el lóbulo de la oreja y la frente representan una alternativa. Si existe alguna duda sobre la fiabilidad de las lecturas del oxímetro, o si la lectura no se ajusta a la situación clínica, se recomienda realizar una gasometría arterial.

11B ● Pruebas de caminata de 6 minutos

Las pruebas de caminata sencillas son útiles para cuantificar y documentar la capacidad de esfuerzo de un paciente a lo largo del tiempo. Pueden emplearse en enfermedades tanto pulmonares como cardíacas, con las precauciones razonables. También sirven para cuantificar el progreso de los pacientes en los programas de rehabilitación. Los méritos relativos de la prueba de caminata de 6 minutos (PC6M) frente a la prueba de esfuerzo cardiopulmonar y la prueba de caminata con carga progresiva son objeto de debate. La PC6M se ha convertido en el estándar predominante y es la prueba de esfuerzo simple mejor estudiada y caracterizada.[1]

La prueba se realiza mejor en un pasillo nivelado sin obstáculos, preferiblemente de 30 m de longitud, con un tránsito mínimo. Se indica al paciente que camine de un lado a otro del recorrido y que llegue lo más lejos posible en 6 min. Hay que alentar al paciente con frases estandarizadas como «Lo está haciendo bien» y «Siga así». Los pacientes pueden parar y descansar durante la prueba, pero se les alienta a reanudar lo antes posible. Se cuenta el número de vueltas y se suma la distancia adicional para obtener la distancia total caminada. La frecuencia del pulso se registra antes y después de la prueba o se puede monitorizar en tiempo real. Si el paciente usa oxígeno, se registran el flujo y el modo de transporte (si carga o arrastra la unidad). El informe debe incluir la distancia recorrida redondeada al metro más cercano. Se puede informar como un porcentaje del valor de referencia a partir de una referencia estándar. El informe también puede incluir la velocidad media, el número y la duración de las paradas, la saturación de referencia y la mínima, la frecuencia cardíaca de referencia y la máxima o al final de la prueba, así como los síntomas. En la tabla 11-1 se relacionan las distancias caminadas con la velocidad media de la caminata en kilómetros por hora. Existen ecuaciones de predicción de la PC6M para los adultos sanos de 40-80 años,[2] incluidas en la tabla 11-1. La utilidad de la prueba es doble. En primer lugar, comparando los resultados de un paciente con la norma prevista, se puede estimar el grado de deterioro del paciente. En segundo lugar, la prueba es más valiosa como medida de la respuesta del paciente al tratamiento o la progresión de la enfermedad.

11C ● Prueba de la escalera

Durante muchos años, los médicos han utilizado la prueba de subir escaleras para estimar la reserva cardiopulmonar de un paciente. El carácter empírico de subir escaleras ha sido un inconveniente. Sin embargo, en un estudio, los

TABLA 11-1	**Relación de las caminatas de 6 y 12 min con la velocidad**	
	Distancia (metros) recorrida	
Velocidad (km/h)	**6 min**	**12 min**
4.8	482.8	965.6
3.2	321.8	643.7
1.6	160.9	321.8
0.8	80.4	160.9
0.4	40.2	80.4

Ecuaciones para la predicción de la distancia caminada durante la prueba de caminata de 6 min (PC6M) para adultos de 40-80 años de edad. Los resultados se dan en metros.[2] Hombres: PC6M = (7.57 × estatura en cm) − (5.02 × edad en años) − (1.76 × peso en kg) − 309 m. Mujeres: PC6M = (2.11 × estatura en cm) − (5.78 × edad en años) − (2.29 × peso en kg) + 667 m.[2]

sujetos con EPOC subieron escaleras hasta que se vieron limitados por los síntomas y dejaron de hacerlo.[3] Se encontró una correlación significativa entre el número de escalones subidos y 1) el consumo de oxígeno ($\dot{V}O_2$) pico y 2) la ventilación en el ejercicio ($\dot{V}E$) máxima. Esta prueba es otra forma de estimar el riesgo operatorio en los pacientes con EPOC que van a someterse a una cirugía torácica. El estudio descubrió que, de media, la capacidad para subir 83 escalones equivalía a un $\dot{V}O_2$ máximo ($\dot{V}O_{2máx}$) de 20 mL/kg por minuto. Se ha informado que la capacidad para alcanzar dicho $\dot{V}O_{2máx}$ se asocia con menos complicaciones tras la resección pulmonar o la toracotomía.

La prueba de la escalera es más complicada que la PC6M o la caminata de 12 min. Sin embargo, acerca a la mayoría de los pacientes a su $\dot{V}O_{2máx}$, un criterio de evaluación de mayor importancia fisiológica.

11D • Reserva ventilatoria

La medición de la ventilación de un paciente durante una tarea o ejercicio determinado proporciona una estimación de la demanda de esa tarea. La definición de *reserva ventilatoria* (RV) viene dada por esta relación:

$$RV = \frac{VVM - \dot{V}E}{VVM} \times 100 \quad \text{(ec. 1)}$$

Dada una ventilación voluntaria máxima (VVM) de 60 L/min y una $\dot{V}E$ de 30 L/min durante una tarea determinada, la RV es del 50% ([60 − 30]/60). Cuanto mayor sea la $\dot{V}E$, menor será la reserva y más probable será que el paciente se vuelva disneico. Una RV inferior al 50% suele estar asociada con disnea. Otro abordaje consiste en restar la $\dot{V}E$ de la VVM. Un valor de VVM − $\dot{V}E$ inferior a 20 L/min indica una limitación ventilatoria grave.

11E • Clasificación de la insuficiencia respiratoria mediante pruebas de función pulmonar

El método más frecuente para estimar el deterioro respiratorio se basa en el porcentaje de reducción en varias pruebas de función pulmonar. En la tabla 11-2 se resume una recomendación presentada por la American Thoracic Society (ATS)

TABLA 11-2 Estimaciones de la insuficiencia respiratoria basadas en los resultados de las pruebas de función pulmonar

Condición	CVF	VEF$_1$	VEF$_1$/CVF	DLCO	$\dot{V}O_{2máx}$
			Prueba[a]		
Normal	> 80	> 80	> 75	> 80	> 75
Deterioro leve	60-80	60-80	60-75	60-80	60-75
Deterioro moderado (incapaz de cumplir los requisitos físicos de muchos trabajos)	50-60	40-60	40-60	40-60	40-60
Deterioro grave (incapaz de cumplir con la mayoría de las exigencias del trabajo, incluido el desplazamiento a este)	< 50	< 40	< 40	< 40	< 40

[a] Todas las pruebas se refieren al porcentaje del valor normal previsto para un individuo. CVF: capacidad vital forzada espiratoria; DLCO: capacidad de difusión pulmonar para el monóxido de carbono; VEF$_1$: volumen espiratorio forzado en 1 s; $\dot{V}O_{2máx}$: consumo de oxígeno máximo. Información del American Thoracic Society Ad Hoc Committee on Impairment/Disability Evaluation. Evaluation of impairment/disability secondary to respiratory disorders. *Am Rev Respir Dis* 133:1205–1209, 1986. Usado con autorización.

en 1986 y se ofrecen pautas útiles.[4] La recomendación fue revisada en 2005 por la ATS junto con la European Respiratory Society.[5] Es controvertida, y nuestro laboratorio no sigue las recomendaciones recientes.[6] Los directores de laboratorio deben evaluar estas recomendaciones de forma crítica.

Si un paciente se queja de disnea grave, pero las pruebas muestran solo un deterioro leve o moderado, debe considerarse la debilidad muscular, la obstrucción de las vías respiratorias superiores o causas no respiratorias. Si no se encuentra ninguna, la prueba de esfuerzo cardiopulmonar suele ser útil para definir la causa de la limitación del esfuerzo.

11F • Prueba de esfuerzo cardiopulmonar

Las pruebas de esfuerzo cardiopulmonar requieren un equipo sofisticado y deben ser llevadas a cabo únicamente por laboratorios con un estricto control de calidad, una dirección de fisiología experimentada, una supervisión médica adecuada y una experiencia considerable en la realización de dichas pruebas.[7] Se miden numerosas variables del intercambio de gases y de la función cardíaca, algunas de las cuales requieren un catéter arterial permanente para hacer determinaciones repetidas de los gases en la sangre. Las mediciones incluyen la ventilación por minuto ($\dot{V}E$), el $\dot{V}O_2$, la producción de dióxido de carbono ($\dot{V}CO_2$), la ventilación del espacio muerto y los gradientes de oxígeno alveolar-arterial. En algunos laboratorios, el $\dot{V}O_2$ y la $\dot{V}CO_2$ se miden respiración a respiración. También se miden la frecuencia cardíaca, la presión arterial y las concentraciones de lactato, y se realiza una electrocardiografía.

Algunas de las indicaciones para la prueba de esfuerzo cardiopulmonar son las siguientes:

■ Distinguir entre las causas cardíacas y las pulmonares de la disnea en los casos complejos.

■ Determinar si los síntomas del paciente son causados por la falta de condición física.

■ Detectar al paciente simulador.

■ Brindar una evaluación de la discapacidad en los casos problemáticos.

■ Determinar el grado de estado físico, incluyendo si un paciente puede cumplir con los requisitos de trabajo de una asignación de trabajo determinada.

REFERENCIAS

1. Holland AE, Spruit MA, Troosters T, et al. An official European Respiratory Society/American Thoracic Society technical standard: field walking tests in chronic respiratory disease. *Eur Respir J* 44:1428–1446, 2014. doi:10.1183/09031936.00150314.

2. Enright PL, Sherrill DL. Reference equations for the six-minute walk in healthy adults. *Am J Respir Crit Care Med* 158:1384–1387, 1998.

3. Pollock M, Roa J, Benditt J, Celli B. Estimation of ventilatory reserve by stair climbing: a study in patients with chronic airflow obstruction. *Chest* 104:1378–1383, 1993.

4. American Thoracic Society Ad Hoc Committee on Impairment/Disability Evaluation. Evaluation of impairment/disability secondary to respiratory disorders. *Am Rev Respir Dis* 133:1205–1209, 1986.

5. Pellegrino R, Viegi G, Brusasco V, et al. Interpretative strategies for lung function tests. *Eur Respir J* 26:948–968, 2005. doi:10.1183/09031936.05.00035205.

6. Enright PL. Flawed interpretative strategies for lung function tests harm patients. *Eur Respir J* 27(6):1322–1323, 2006.

7. Jones NL, Killian KJ. Exercise limitation in health and disease. *N Engl J Med* 343:632–641, 2000.

Capítulo 12

Patrones en diversas enfermedades

Existen patrones de anomalías en las pruebas de función pulmonar que son típicos para la mayoría de los pacientes con una enfermedad determinada. En la tabla 12-1 se amplía la tabla 3-1 (p. 34), añadiendo información sobre los volúmenes pulmonares, los valores de gasometría arterial, la capacidad de difusión, la distensibilidad y la resistencia pulmonares, la prueba de nitrógeno de una sola respiración y las presiones respiratorias máximas. Hay que destacar que el diagnóstico clínico no se hace solo a partir de los resultados de estas pruebas, sino que estas cuantifican el deterioro pulmonar y deben interpretarse en el contexto del cuadro clínico total. Para este análisis, la enfermedad obstructiva se clasifica en cuatro alteraciones: enfisema, bronquitis crónica, enfermedad pulmonar obstructiva crónica y asma. Las entidades restrictivas se dividen en aquellas debidas a enfermedades del parénquima pulmonar y a causas extrapulmonares.

12A • Enfisema

El enfisema puro (como la insuficiencia de antitripsina α_1) se asocia con la hiperinsuflación (aumento de la capacidad pulmonar total [CPT]), con una pérdida significativa de la elasticidad pulmonar (disminución de la presión de retracción del pulmón en la CPT [P_{CPT}] y aumento de la distensibilidad pulmonar estática) y a menudo con una reducción sustancial de la capacidad de difusión pulmonar (DLCO, que refleja la destrucción de los alvéolos). La presión parcial arterial de oxígeno (PaO_2) y la de dióxido de carbono ($PaCO_2$) en reposo suelen ser normales hasta que la enfermedad está muy avanzada. Las bullas, predominantemente en los campos pulmonares inferiores, son típicas en la insuficiencia de antitripsina α_1.

12B • Bronquitis crónica

La bronquitis crónica pura suele verse en fumadores empedernidos con una tos productiva crónica e infecciones respiratorias frecuentes. A diferencia del enfisema, la retracción pulmonar suele ser normal, pero la PaO_2 puede ser baja y estar asociada con la retención de dióxido de carbono (aumento de la $PaCO_2$).

12C • Enfermedad pulmonar obstructiva crónica

Los pulmones de la mayoría de los fumadores en los que se desarrolla la enfermedad pulmonar obstructiva muestran una combinación de enfisema

TABLA 12-1 Patrones de las pruebas de función pulmonar según la enfermedad

Prueba	Unidades	Enfisema	Bronquitis crónica	EPOC	Asma	Restrictiva Intrapulmonar	Restrictiva Extrapulmonar	Enfermedad neuromuscular	ICC	Obesidad
CVF	L	(N) → ↓	(N) → ↓	(N) → ↓	↓	↓	↓	N → ↓	↓	N → ↓
VEF$_1$	L	↓	↓	↓	↓	↓	↓	N → ↓	↓	N → ↓
VEF$_1$/CVF	%	↓	↓	↓	N → ↓	N → ↑	N	N	N → ↓	N
FEF$_{25-75}$	L/s	↓	↓	↓	↓	N → ↓	↓	N → ↓	↓	N → ↓
FEP	L/min	↓	↓	↓	↓	N → ↓	↓	N → ↓	↓	N
VVM	L/min	↓	↓	↓	↓	N → ↓	↓	N → ↓	↓	N → ↓
FEF$_{50}$	L/s	↓	↓	↓	↓	N → ↓	↓	N → ↓	↓	N → ↓
Pendiente de la curva de FV		↓	↓	↓	N → ↑	↑	N → ↑	N	N → ↑	N
CPT	L	↑	N	↑	N → ↑	↓	↓	N → ↑	↓	N → ↑
VR	L	↑	↓	↑	↑	↓	N → ↑	N → ↑	N → ↑	N → ↑
VR/CPT	%	↑	↑	↑	↑	N	N	N → ↑	N → ↑	N → ↑
DLCO	mL/mm Hg/min	↓	N → ↑	N → ↑	↓ N → ↑ ↑	↓	N	N	↓	N
DL/VA	mL/mm Hg/min/L	↓	N → ↑	N → ↑	↓ N → ↑ ↑	N → ↑	N	N	↓	↓
PaO$_2$	torr^a	N → ↓	↓	N → ↓	N	↓	N	N → ↓	N → ↓	N → ↓
SaO$_2$	%	N → ↓	↓	N → ↓	N	↓	N	N → ↓	N → ↓	N

PaCO₂	torr[a]	N → ↑	N → ↑	N	N → ↑	N → ↑	N → ↑	N → ↑	N
pH	−log[H⁺]	N → ↑	↑ → N	N → ↓	N → ↑	N → ↑	↑ → ↑ → N	N → ↑	N → ↑
R$_{aw}$	cm H₂O/L/s	↑	↑	↑	N → ↑ ↑ → ↓	N → ↑	↑	N → ↑	N → ↑
CL$_{stat}$	L/cm H₂O	↑	N	N → ↑	↓	N → ↑	N	N	N
CL$_{dyn}$	L/cm H₂O	↑	N → ↑	N → ↑	↓	N → ↑	N	N → ↑	N → ↑
P$_{CPT}$	cm H₂O	↑	N	N → ↑	N → ↑	N → ↑	N	N → ↑	N
Fase III	% de N₂/L	↑	↑	↓	↓	N → ↑	N	N → ↑	N
Fase IV	% de capacidad vital	A	↑ → A	↑ → A	↑ → A	N → ↑	N	N → ↑	N
PE$_{máx}$	cm H₂O	N → ↓	↓ → N → ↑	N	N → ↑	N → ↑	N → ↓↓	N	N
PI$_{máx}$	cm H₂O	↓	N	N	N → ↑	N → ↑	N → ↓↓	N	N → ↑

[a] torr, equivalente del mm Hg.

→: a; ↑: alto; ↓: bajo; A: a menudo ausente; CL$_{dyn}$: distensibilidad pulmonar dinámica; CL$_{stat}$: distensibilidad pulmonar estática; CPT: capacidad pulmonar total; CVF: capacidad vital forzada espiratoria; DLCO: capacidad de difusión pulmonar para el monóxido de carbono; DL/VA: capacidad de difusión pulmonar/volumen alveolar; EPOC: enfermedad pulmonar obstructiva crónica; FEF$_{25-75}$: flujo espiratorio forzado sobre el 50% medio de la capacidad vital forzada; FEF$_{50}$: flujo espiratorio forzado después de haber exhalado el 50% de la capacidad vital forzada; FEP: flujo espiratorio pico; FV: flujo-volumen; N: normal; (N): ocasionalmente normal; PaCO₂: presión parcial arterial de dióxido de carbono; PaO₂: presión parcial arterial de oxígeno; P$_{CPT}$: presión de retracción del pulmón en la capacidad pulmonar total; PE$_{máx}$: presión espiratoria máxima; pH: potencial de hidrógeno; PI$_{máx}$: presión inspiratoria máxima; R$_{aw}$: resistencia de las vías respiratorias; SaO₂: saturación arterial de oxígeno; VEF₁: volumen espiratorio forzado en 1 s; VR: volumen residual; VVM: ventilación voluntaria máxima.

y bronquitis crónica. Las pruebas reflejan las contribuciones de ambos procesos de enfermedad. Por ejemplo, la hiperinsuflación tiende a ser mayor que en la bronquitis crónica pura, pero la retención de dióxido de carbono puede no estar presente.

12D • Asma

Dado que la función pulmonar puede ser normal entre las crisis, la información de la tabla 12-1 refleja la de una exacerbación moderada del asma en un no fumador. Los cambios son muy parecidos a los de la enfermedad pulmonar obstructiva crónica, excepto por la tendencia a la hiperventilación y la alcalosis respiratoria (aumento del pH y disminución de la $PaCO_2$). Además, la respuesta a los broncodilatadores (que no aparece en la tabla 12-1) suele ser muy llamativa y la DLCO suele incrementarse. En la remisión, todos los resultados de las pruebas, con la excepción ocasional del cociente volumen residual/CPT (VR/CPT), pueden volver a la normalidad; sin embargo, la prueba de provocación con metacolina suele ser positiva. El cociente volumen espiratorio forzado en 1 s/capacidad vital forzada espiratoria (VEF_1/ CVF) puede ser normal, especialmente en los casos leves. La DLCO puede ser normal o estar aumentada. Solo disminuye en casos de asma muy grave.

12E • Restricción pulmonar

La fibrosis pulmonar idiopática es el ejemplo clásico de un proceso restrictivo del parénquima pulmonar. Los volúmenes pulmonares están reducidos, los flujos espiratorios pueden ser normales o bajos, la capacidad de difusión puede estar reducida, la P_{CPT} generalmente está aumentada, la distensibilidad pulmonar está disminuida y la pendiente de la curva de flujo-volumen (FV) espiratoria es pronunciada.

En la tabla 12-2 se enumeran algunas otras afecciones del parénquima que causan restricción. Sin embargo, no todas ellas producen siempre el cuadro clásico que aquí se describe. La pendiente de la curva de FV puede no aumentar y la retracción pulmonar puede no estar alterada, en parte porque pueden combinarse diversos grados de restricción con diversos grados de obstrucción. Ejemplos de ello son el daño endobronquial en la sarcoidosis y la tuberculosis. Este patrón mixto también es frecuente en la insuficiencia cardíaca, la fibrosis quística, la histiocitosis de células de Langerhans (granuloma eosinófilo o histiocitosis X) y la linfangioleiomiomatosis.

12F • Restricción extrapulmonar

En los casos de restricción extrapulmonar, el parénquima pulmonar suele ser normal. Las causas más frecuentes de este tipo de restricción se enumeran en la tabla 12-2. La principal anomalía es la disminución de los volúmenes pulmonares con un intercambio gaseoso generalmente normal. Como la DLCO depende en cierta medida del volumen, puede reducirse. La resección en un pulmón por lo demás sano también se ajusta a este patrón.

Los grados de restricción graves, como en la cifoescoliosis avanzada, pueden llevar a una insuficiencia respiratoria con un intercambio de gases anómalo.

TABLA 12-2 **Causas de la enfermedad restrictiva**
Pulmonares
Fibrosis pulmonar y neumonitis intersticial
Asbestosis
Neoplasias, incluido el carcinoma linfático
Neumonía
Sarcoidosis (etapa 3)
Bronquiolitis obliterante con neumonía organizativa o neumonía organizativa criptogénica
Neumonitis por hipersensibilidad
Proteinosis alveolar pulmonar
Histiocitosis de células de Langerhans (histiocitosis X o granuloma eosinófilo)
Resección pulmonar
Atelectasia
Extrapulmonares
Cavidad pleural
Derrame pleural
Neumotórax
Fibrotórax
Cardiomegalia
Neuromuscular
Parálisis diafragmática
Enfermedades neuromusculares (*véase* tabla 9-2, p. 86)
Pared torácica
Obesidad
Cifoescoliosis
Espondilitis anquilosante
Traumatismo torácico
Resección torácica
Masa abdominal (embarazo, ascitis, tumor voluminoso)

12G • Enfermedad neuromuscular

El rasgo distintivo de la enfermedad neuromuscular temprana es una disminución de la fuerza muscular respiratoria que se refleja en la disminución de las presiones espiratoria e inspiratoria máximas. En esta etapa, todos los demás resultados de las pruebas pueden ser normales a pesar de que el paciente se queje de disnea de esfuerzo. A medida que avanza el proceso, la ventilación voluntaria máxima es la siguiente en disminuir, seguida de la CVF y la CPT, con el consiguiente deterioro del intercambio gaseoso. En definitiva, el cuadro se ajusta al de un trastorno restrictivo extrapulmonar.

Estos patrones progresivos se observan con mayor frecuencia en la esclerosis lateral amiotrófica, la miastenia grave y la polimiositis. También se han observado en la siringomielia, la distrofia muscular, el parkinsonismo, diversas miopatías y el síndrome de Guillain-Barré.

12H • Insuficiencia cardíaca congestiva

A menudo se pasan por alto los efectos de la insuficiencia cardíaca congestiva del lado izquierdo con congestión pulmonar en la función de un pulmón por lo demás sano. En algunos casos, el cambio predominante es de restricción pura con un cociente VEF_1/CVF normal, flujos disminuidos en proporción con la CVF y una pendiente de la curva de FV normal. A menudo hay cardiomegalia o derrame pleural asociados, los cuales contribuyen a la restricción. La radiografía de tórax puede interpretarse como indicativa de fibrosis intersticial, pero el aspecto de la tomografía computarizada es claramente diferente.

En otros casos, puede haber un patrón mixto restrictivo-obstructivo, o una obstrucción pura, con disminuciones desproporcionadas del flujo en relación con la reducción del volumen. El cociente VEF_1/CVF se reduce, al igual que la pendiente de la curva de FV. El componente obstructivo es causado en parte por el edema peribronquial, el cual estrecha las vías respiratorias y produce disnea paroxística nocturna. Es interesante que el resultado de la prueba de provocación con metacolina pueda ser positivo por razones que no están claras.

En el pasado, la eficacia del tratamiento de la congestión pulmonar a veces se controlaba midiendo los cambios en la capacidad vital. La insuficiencia cardíaca congestiva se destaca aquí por que a menudo se pasa por alto como posible causa de un patrón restrictivo u obstructivo.

12I • Obesidad

En la tabla 12-1 se indican los cambios en las pruebas de función pulmonar asociados con la obesidad.[1] Estos cambios no parecen diferir sustancialmente entre los pacientes masculinos y femeninos. Algunos resultados de las pruebas, como la CPT, son anómalos solo en los pacientes con un índice de masa corporal muy elevado. Otros, como la disminución de la capacidad residual funcional y del volumen espiratorio de reserva (sobre todo este último, que no se incluye en la tabla 12-1), se producen con grados más leves de obesidad. Los resultados para el VR y el cociente VR/CPT pueden depender en parte de si el VR se calculó utilizando la CVF o la capacidad vital lenta (*véase* secc. 3C, p. 26). Incluso en los pacientes muy obesos, el cociente VEF_1/CVF suele ser normal. Los efectos de la obesidad en la función pulmonar son mayores en los pacientes con una distribución troncal de la grasa («manzana» frente a «pera»), y pueden ser mayores en las personas de edad avanzada y en los fumadores, variables que no siempre se informan. A este respecto, en un estudio[2] se descubrió que los pacientes hombres que padecían una enfermedad pulmonar obstructiva y ganaban peso tras dejar de fumar presentaban una pérdida de 17.4 mL en la CVF por cada kilo de peso ganado. Su VEF_1 también disminuyó en 11.1 mL por kilo de peso ganado. En las mujeres se observaron pérdidas similares, aunque menores, de 10.6 mL en la CVF y de 5.6 mL en el VEF_1.

Ha surgido una pregunta interesante con la asociación entre la obesidad y el asma. ¿La obesidad causa asma? La respuesta final aún se desconoce. En una revisión[3] se concluyó que la obesidad tiene un impacto importante, aunque modesto, en la incidencia y la prevalencia del asma. Más recientemente, se ha reconocido cada vez más que la obesidad es un importante factor de riesgo de asma en adultos y niños. Los pacientes con asma y obesidad parecen tener un fenotipo distinto. Los mecanismos que subyacen a la asociación entre la obesidad y el asma son objeto de numerosas investigaciones.[4]

REFERENCIAS

1. Jones RL, Nzekwu MM. The effects of body mass index on lung volumes. *Chest* 130:827–833, 2006.
2. Wise RA, Enright PL, Connett JE, et al. Effect of weight gain on pulmonary function after smoking cessation in the Lung Health Study. *Am J Respir Crit Care Med* 157:866–872, 1998.
3. Beuther DA, Weiss ST, Sutherland ER. Obesity and asthma. *Am J Respir Crit Care Med* 174:112–119, 2006.
4. Peters U, Dixon AE, Forno E. Obesity and asthma. *J Allerg Clin Immunol* 141:1169–1179, 2018.

Capítulo **13**

Cuándo realizar pruebas y cuáles pedir

Las recomendaciones para realizar las pruebas *preoperatorias* figuran en el capítulo 10. Aunque hay muchas otras situaciones en las que están indicadas las pruebas de función pulmonar, por razones que no están claras están infrautilizadas. Entre los pacientes con diagnóstico de enfermedad pulmonar obstructiva crónica (EPOC), una gran proporción no se han sometido a pruebas, y entre los que no lo han hecho, una gran parte no tienen obstrucción y, por lo tanto, están sobrediagnosticados incorrectamente. También hay muchos que no se someten a pruebas y tienen EPOC sin diagnosticar. En este capítulo se describen los casos en los que se justifica la realización de pruebas y se incluyen las pruebas básicas que deben solicitarse. En función de los resultados de las pruebas iniciales, pueden indicarse estudios adicionales.

13A • El fumador

Algunos defensores han argumentado que todos los fumadores actuales y pasados deberían someterse a una espirometría de cribado independientemente de los síntomas. Para defender esta recomendación, necesitaríamos un ensayo controlado que demostrara que la espirometría de cribado mejora la tasa de abandono del tabaco entre los jóvenes fumadores. Estos estudios no se han realizado. Cabe destacar que entre el 50 y el 75% de los fumadores no desarrollan EPOC. Esto significa que los resultados normales de la espirometría de cribado podrían incluso alentar a los fumadores con una espirometría normal a creer que están exentos de los efectos adversos y a seguir fumando. El U.S. Preventive Services Task Force señaló que «No se ha demostrado que la espirometría aumente de forma independiente las tasas de abandono del tabaco... No hay pruebas directas que indiquen que el cribado de la EPOC mediante espirometría mejore los resultados de salud a largo plazo».[1]

Por otra parte, los fumadores adultos con síntomas de obstrucción deben someterse a una espirometría prácticamente a cualquier edad. Los fumadores desarrollan los primeros efectos adversos del hábito tabáquico en la función pulmonar en su tercera década de vida, al no alcanzar el pleno desarrollo de la función pulmonar. Después, normalmente hay una meseta en la función pulmonar entre las edades de 20-25 y 35-40 años, pero, en los fumadores susceptibles, la función pulmonar comienza a deteriorarse en su tercera década de vida. A partir de los 35 años de edad, la tasa de disminución del volumen espiratorio forzado en 1 s (VEF_1) y de la capacidad vital forzada (CVF) espiratoria, que normalmente es de unos 30 mL por año, se duplica a unos 60 mL por año en los fumadores susceptibles.[2] En el estudio Lung Health, los fumadores con EPOC se identificaron a partir de los 35 años de edad.

En función de los resultados de la espirometría y de los hábitos de tabaquismo del paciente, puede ser razonable repetir las pruebas cada 3 o 5 años.

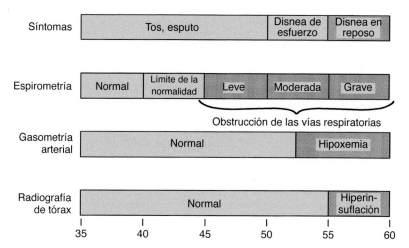

FIG. 13-1 **Progresión de los síntomas en la EPOC reflejada por la espirometría y las radiografías de tórax en función de la edad en un caso típico.** La espirometría puede detectar la EPOC años antes de que se produzca una disnea significativa u otra anomalía de laboratorio (de Enright PL, Hyatt RE, eds. *Office Spirometry: A Practical Guide to the Selection and Use of Spirometers*. Philadelphia, PA: Lea & Febiger, 1987. Utilizado con autorización de la Mayo Foundation for Medical Education and Research).

La lógica de las pruebas tempranas se muestra en la figura 13-1. Esta muestra el patrón típico de desarrollo de la EPOC. La espirometría es la primera prueba que presenta resultados anómalos. La tos inocua causada por los cigarrillos puede indicar una importante obstrucción de las vías respiratorias. Cuando se enfrenta a un resultado anómalo de la prueba y a una ayuda adecuada para dejar de fumar, a menudo se puede convencer al paciente de que haga un intento serio por dejar de fumar, lo cual es un paso muy importante para mejorar su salud. En la figura 13-2 se muestran las tasas medias

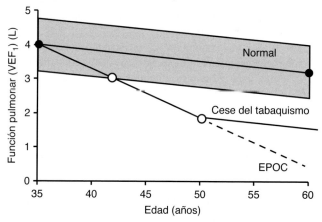

FIG. 13-2 **Disminución normal del volumen espiratorio forzado en 1 s (VEF$_1$) con la edad contrastada con la disminución acelerada en los fumadores continuos con enfermedad pulmonar obstructiva crónica (EPOC).** Dejar de fumar puede detener este rápido declive (de Enright PL, Hyatt RE, eds. *Office Spirometry: A Practical Guide to the Selection and Use of Spirometers*. Philadelphia, PA: Lea & Febiger, 1987. Utilizado con autorización de la Mayo Foundation for Medical Education and Research).

de disminución de la función pulmonar en los fumadores con EPOC y en los no fumadores. Cuanto antes se pueda interrumpir la rápida pérdida de la función en el fumador, mayor será su esperanza de vida.

Prueba: espirometría antes y después de administrar un broncodilatador.

13B • Enfermedad pulmonar obstructiva crónica

Aunque el diagnóstico clínico de la EPOC sea claro, es importante cuantificar el grado de deterioro de la función pulmonar. Un VEF_1 del 50% previsto presagia una futura enfermedad incapacitante. Un VEF_1 inferior a 800 mL predice una futura insuficiencia respiratoria con hipoxia y retención de dióxido de carbono (hipercapnia).

La repetición de la espirometría cada 1 o 2 años establece la tasa de disminución de valores como el VEF_1. El VEF_1 disminuye una media de 60 mL por año en las personas con EPOC que siguen fumando,[2] aunque el rango es muy variable,[3] en comparación con los 30 mL por año de los pacientes sanos y las personas con EPOC que dejan de fumar.[2]

Pruebas:

1. Inicialmente, se suele hacer una espirometría antes y después de la administración del broncodilatador. Aunque las directrices de la Global Initiative for Chronic Obstructive Lung Disease recomiendan el uso rutinario de los valores posbroncodilatación para realizar el diagnóstico, se puede argumentar en contra del uso rutinario de broncodilatadores en dichas pruebas.

2. La medición de los volúmenes pulmonares (p. ej., la capacidad pulmonar total [CPT], el volumen residual [VR]) y la capacidad de difusión pulmonar para el monóxido de carbono (DLCO) está justificada para aquellas personas con obstrucción moderada o grave o con síntomas desproporcionados para el grado de obstrucción.

3. La gasometría arterial puede estar justificada cuando el VEF_1 es inferior al 50% previsto.

4. Las pruebas de seguimiento con espirometría sola o con administración de broncodilatadores suelen ser adecuadas para la mayoría de los pacientes. Las mediciones adicionales de los volúmenes pulmonares, la DLCO u otras pruebas pueden hacerse en función de las necesidades.

13C • Asma

Es importante estar seguro de que el paciente con aparente asma tenga realmente esta enfermedad. Recuerde que «no todas las sibilancias son asma». Las lesiones de las vías respiratorias principales pueden causar estridores o sibilancias, las cuales pueden confundirse con asma. El circuito de flujo-volumen suele identificar este tipo de lesiones (*véase* secc. 2K, p. 16).

Las pruebas también son importantes en los pacientes con asma en remisión o con síntomas mínimos. Esto proporciona valores de referencia con los cuales comparar los resultados de las pruebas de función pulmonar durante una crisis y así cuantificar la gravedad del episodio.

Se debe enseñar a los pacientes asmáticos a usar un medidor de flujo máximo. Esto conlleva establecer valores de referencia de los flujos espiratorios pico cuando el asma está en remisión, midiendo los flujos cada mañana y cada noche antes de tomar cualquier tratamiento. Los flujos máximos se deben medir y registrar diariamente.

> **CONSEJO** ● Es crucial que se enseñe a los pacientes a emplear correctamente un medidor de flujo máximo. Estos deben realizar una inhalación *máxima*, colocar los labios alrededor de la boquilla (no se necesita una pinza para la nariz) y dar una *ráfaga corta y fuerte*. No es necesario hacer una exhalación completa; la exhalación debe imitar la exhalación rápida que se utiliza para soplar las velas de un pastel (tarta) de cumpleaños. Los pacientes deben mantener la boca abierta durante la maniobra. El uso de la lengua para acelerar el flujo, como cuando se usa una cerbatana, puede aumentar falsamente las mediciones del flujo máximo.

Es muy importante que el paciente con asma controle su estado pulmonar. Una exacerbación puede venir precedida de un descenso del flujo máximo, el cual el paciente pudiera no percibir. Para cuando el paciente se vuelve sintomático y disneico, los flujos pueden haberse deteriorado mucho. Una disminución de alrededor del 20% del flujo máximo de referencia sin síntomas suele significar que se deben reanudar o aumentar los tratamientos y que debe contactarse a un médico. Hay que inculcar al paciente y a su familia que el asma es una enfermedad grave y *potencialmente mortal*, y que hay que respetarla, vigilarla y tratarla adecuadamente. Una marcada hiperreactividad de las vías respiratorias y una función muy variable son presagios de crisis graves.
Pruebas:

1. La evaluación inicial incluye una espirometría antes y después de la administración del broncodilatador; las determinaciones de la DLCO o de los volúmenes pulmonares son opcionales. Si la función pulmonar es normal o casi normal y hay alguna duda sobre el diagnóstico, se debe considerar una prueba de provocación con metacolina o la medición del óxido nítrico (NO) exhalado (*véase* cap. 5).
2. Para llevar el control diario, se emplea un medidor de flujo máximo.
3. Se realiza un control periódico (anual, semestral o más frecuente) con espirometría con administración de broncodilatadores (más a menudo en casos graves o inestables).

13D ● Rinitis alérgica

La rinitis alérgica se asocia a menudo con vías respiratorias hiperreactivas asintomáticas. Puede evolucionar al asma. Por lo tanto, establecer la función pulmonar basal y la reactividad de las vías respiratorias del paciente puede ser beneficioso.

Pruebas: espirometría antes y después de la administración del broncodilatador. Si la respuesta al broncodilatador es normal pero sigue habiendo dudas, una prueba de provocación con metacolina o una medición del NO exhalado puede ser informativa (*véase* cap. 5).

13E • Patrón alveolar o intersticial difuso en la radiografía de tórax

Varios trastornos pueden presentarse con estos patrones (*véase* tabla 12-2, p. 101). Las pruebas de función pulmonar se realizan para responder las siguientes preguntas: ¿Se han reducido los volúmenes pulmonares y, si es así, en qué medida? ¿La capacidad de difusión está reducida? ¿La saturación arterial de oxígeno se reduce en reposo o con el ejercicio? No es inusual que la saturación de oxígeno sea normal en reposo y que disminuya durante el ejercicio. Las pruebas también se emplean para seguir la evolución de la enfermedad y la respuesta al tratamiento.

Pruebas:

1. Espirometría y determinación de la DLCO, así como oximetría de pulso en reposo y durante el ejercicio. La realización de una espirometría antes y después de la administración del broncodilatador puede ser útil para las pruebas iniciales, pero quizá no sea necesaria con posterioridad si no hay respuesta.
2. Los volúmenes pulmonares estáticos (como la CPT y el VR) deben medirse al menos en la primera evaluación. Recuerde que de los pacientes con CVF reducida y cociente VEF_1/CVF normal, solo la mitad tienen una CPT disminuida.
3. En algunos laboratorios avanzados se puede disponer de mediciones de la distensibilidad pulmonar y de la presión de retracción en la CPT.
4. Para las consultas de seguimiento rutinarias, la espirometría sin broncodilatador y con o sin determinación de la DLCO u oximetría suele ser suficiente.

13F • Disnea de esfuerzo

En la mayoría de los casos de disnea de esfuerzo, deben realizarse pruebas de función pulmonar, incluso si la anomalía principal parece no ser pulmonar. Hemos visto pacientes con disnea que han recibido evaluaciones cardiovasculares exhaustivas antes de que se hicieran pruebas de función pulmonar, y los pulmones resultaron ser la causa de la disnea. Además, el broncoespasmo inducido por el ejercicio, a menudo asociado con la inhalación de aire frío, puede ser una causa de disnea de esfuerzo.

Pruebas: espirometría antes y después de las pruebas con broncodilatadores y de la determinación de la DLCO. La determinación de la saturación de oxígeno en reposo y durante el ejercicio puede ser adecuada. Para realizar la evaluación de los síntomas relacionados con el ejercicio, una prueba de provocación con metacolina puede resultar informativa. En los casos difíciles, la prueba de esfuerzo cardiopulmonar suele ser útil (*véase* secc. 11F, p. 95).

Nota: muchos pacientes se presentan con disnea, tos u otros síntomas respiratorios y son sometidos a pruebas antes de llegar al diagnóstico. En estos pacientes, una anomalía inexplicable, como una reducción de la ventilación voluntaria máxima en relación con el VEF_1 o una curva de flujo-volumen espiratoria de aspecto extraño, puede dar lugar a la medición de los flujos inspiratorios o de las presiones respiratorias máximas, lo que conduce a un diagnóstico correcto, como un proceso obstructivo de las vías respiratorias centrales o un trastorno neuromuscular.

13G • Opresión torácica

¿La opresión se debe a una angina de pecho o a un broncoespasmo episódico? La distinción no siempre es fácil. La disnea suele estar asociada con cualquiera de los dos trastornos. En caso de duda, está justificado realizar pruebas de función pulmonar, además de la evaluación cardíaca.

Pruebas: espirometría antes y después de la administración del broncodilatador. Prueba de provocación con metacolina o medición del óxido nítrico exhalado si el broncoespasmo sigue siendo una posibilidad.

13H • Tos crónica inexplicable

Algunos pacientes presentan una tos que no está relacionada con la bronquitis crónica, las bronquiectasias o una infección vírica actual. La tos puede ser productiva o no productiva. Las causas más frecuentes se enumeran en la tabla 13-1. Obviamente, muchas causas no son pulmonares. Los casos en los que las pruebas de función pulmonar pueden ser útiles son el asma, la insuficiencia cardíaca congestiva, la enfermedad intersticial difusa y los tumores traqueales.

Pruebas: espirometría antes y después de la administración del broncodilatador. La curva de flujo-volumen espiratoria debe ser inspeccionada con cuidado. Se debe considerar el circuito de flujo-volumen inspiratorio si no se hace de forma rutinaria. La prueba de provocación con metacolina y la determinación de la DLCO deben considerarse en función de la sospecha clínica.

> **CONSEJO** • En los pacientes cuya tos sigue un patrón de síndrome de hiperreactividad posvírica de las vías respiratorias, los corticoesteroides inhalados o sistémicos pueden proporcionar alivio, presumiblemente al disminuir la inflamación eosinofílica de las vías respiratorias que está estimulando los receptores de la tos.

TABLA 13-1 **Causas frecuentes de tos crónica**
Rinorrea posterior
Asma
Reflujo gastroesofágico
Insuficiencia cardíaca congestiva
Enfermedad intersticial difusa
Hiperreactividad posvírica de las vías respiratorias
Uso de inhibidores de la enzima convertidora de angiotensina
Carcinoma broncógeno
Tumores traqueales
Distrofia muscular
Colitis ulcerosa, enfermedad de Crohn
Cuerpo extraño

13I • Coronariopatías

Dado que muchos pacientes con coronariopatías han sido fumadores, también tienen un mayor riesgo de padecer EPOC. Además, como se indica en la sección 12H (p. 102), la propia insuficiencia cardíaca congestiva puede afectar la función pulmonar.

Prueba: espirometría antes y después de la administración del broncodilatador para los pacientes cardíacos con disnea de esfuerzo.

> **CONSEJO** • Además de los pacientes con coronariopatías, los que tienen hipertensión pueden necesitar una exploración, especialmente si se tiene planificado un tratamiento con antagonistas adrenérgicos β no selectivos. Estos suelen estar contraindicados en la EPOC y el asma, pero los antagonistas β_1 selectivos suelen ser bien tolerados por los pacientes con EPOC y la mayoría de los que tienen asma. Existen pruebas considerables de que los antagonistas β_1 selectivos están infrautilizados en los pacientes con EPOC y enfermedad coronaria debido al temor inadecuado a las consecuencias adversas de su uso. Para los pacientes con EPOC y asma, se deben prescribir antagonistas β_1 selectivos cuando estén indicados.

13J • Bronquitis o neumonía recurrente

No es inusual que las exacerbaciones del asma y la EPOC se confundan con crisis recurrentes de bronquitis o neumonía. Este error puede evitarse mediante una prueba de función pulmonar adecuada seguida de un diagnóstico adecuado.

Pruebas: espirometría antes y después de la administración del broncodilatador. Se puede realizar una prueba de provocación con metacolina si el broncoespasmo no detectado sigue siendo una posibilidad.

13K • Enfermedad neuromuscular

Hay dos razones para hacer pruebas de función pulmonar, incluidas las de presiones respiratorias máximas, en los pacientes con enfermedades neuromusculares. En primer lugar, estos pacientes con frecuencia desarrollan disnea, y es importante establecer la patogenia del síntoma, que puede ser de origen pulmonar o cardíaco. Las pruebas de función pulmonar ayudan a responder esta pregunta. En segundo lugar, las pruebas pueden ser útiles para seguir el curso de la enfermedad.

Pruebas: espirometría antes y después de la administración del broncodilatador, así como determinación de las presiones respiratorias máximas. Para las consultas de seguimiento, se recurre a la determinación de las presiones respiratorias máximas y la capacidad vital lenta solas.

13L • Exposiciones ocupacionales y ambientales

En la tabla 13-2 se enumeran las sustancias y ocupaciones que pueden producir anomalías pulmonares que se reflejan en resultados anómalos de las pruebas pulmonares. Algunas industrias vigilan con regularidad la función pulmonar de sus trabajadores. Esta prueba protege al trabajador y al empresario.

Pruebas: espirometría sin administración de broncodilatador. Solo se realizan más pruebas si se identifica una anomalía.

TABLA 13-2 **Exposiciones ocupacionales y ambientales que pueden ocasionar afecciones pulmonares**
Partículas: pueden precipitar episodios coronarios agudos y exacerbaciones del asma y la enfermedad pulmonar obstructiva crónica
Ozono: produce o agrava el asma
Dióxido de nitrógeno: lesión pulmonar aguda (enfermedad del llenador de silos)
Polvo de carbón (neumoconiosis de los trabajadores del carbón)
Asbesto o amianto (placas pleurales, derrame pleural, asbestosis, cáncer de pulmón y mesotelioma)
Sílice, cuarzo (silicosis)
Polvo de algodón (bisinosis)
Berilio (enfermedad crónica por berilio, antes *beriliosis*)
Talco (talcosis)
Asma ocupacional
Plásticos
Isocianatos
Caspa, orina o heces de animales
Polvos enzimáticos
Polvo de té y café
El diacetilo (también conocido como *butanediona* o *butano-2,3-diona*) produce bronquiolitis obliterante (también conocida como *pulmón de palomitas [rosetas] de maíz*)
Polvo de granos
Polvo de madera, especialmente de cedro rojo occidental
Neumonitis por hipersensibilidad
Pulmón de granjero (exposición a heno mohoso)
Enfermedad de las aves de corral (principalmente palomas, loros, granjas avícolas comerciales)
Neumopatía de los saunas
Trabajadores de las setas, otros polvos mohosos
Exposición a humidificadores

13M • Enfermedades sistémicas

Varias afecciones no pulmonares frecuentemente se asocian con la alteración de la función pulmonar. A continuación se enumeran algunas de las más usuales, seguidas de los resultados de las pruebas de función pulmonar que suelen ser anómalos.

1. **Artritis reumatoide.** El primer cambio suele ser la reducción de la DLCO. La capacidad vital también puede disminuirse, y en algunos casos se produce una obstrucción del flujo de aire.

2. **Esclerodermia (esclerosis sistémica).** La reducción de la DLCO es el primer cambio, causado por una vasculopatía obliterante no visible mediante radiografía. En algunos pacientes, la fibrosis puede dar lugar a una reducción del volumen pulmonar.

3. **Lupus eritematoso sistémico.** Disminución temprana de la DLCO. Más adelante, los volúmenes pueden disminuir de manera drástica, lo que produce un «pulmón evanescente», el cual puede estar más relacionado con la debilidad de los músculos respiratorios que con la fibrosis pulmonar.

4. **Granulomatosis con poliangitis (antes *granulomatosis de Wegener*).** Lo más habitual es que se observen lesiones en las vías respiratorias centrales en las curvas de flujo-volumen y en la espirometría, así como patrones restrictivos y obstructivos.

5. **Polimiositis y dermatomiositis.** Los pacientes desarrollan debilidad muscular (reducción de las presiones respiratorias máximas) y enfermedad intersticial con una DLCO baja (más a menudo neumonía intersticial inespecífica).

6. **Cirrosis hepática.** En algunos casos, se encuentra una desaturación arterial de oxígeno. La causa es el desarrollo de derivaciones arteriovenosas en los pulmones o el mediastino. En muchos casos, la saturación es más baja cuando el paciente está de pie (en lugar de estar acostado), lo que se denomina *ortodesoxia*.

7. **Policondritis recidivante y traqueopatía osteoplástica.** La degeneración inflamatoria del cartílago traqueal y bronquial puede conducir a una reducción de los flujos inspiratorio y espiratorio, lo que produce un patrón obstructivo con cambios característicos en la curva de flujo-volumen inspiratoria o espiratoria.

8. **Síndrome de Sjögren.** Hasta la mitad de los pacientes afectados presentan una obstrucción de las vías respiratorias resistente a los broncodilatadores.

REFERENCIAS

1. Lin K, Watkins B, Johnson T, et al. Screening for chronic obstructive pulmonary disease using spirometry: summary of the evidence for the U.S. Preventive Services Task Force. *Ann Intern Med* 148:535–543, 2008.
2. Scanlon PD, Connett JE, Waller LA, et al; Lung Health Study Research Group. Smoking cessation and lung function in mild-to-moderate chronic obstructive pulmonary disease. The Lung Health Study. *Am J Respir Crit Care Med* 161:381–390, 2000.
3. Vestbo J, Edwards LD, Scanlon PD, et al; for the ECLIPSE Investigators. Changes in forced expiratory volume in 1 second over time in COPD. *N Engl J Med* 365:1184–1192, 2011.

Interpretación de las pruebas de función pulmonar

14A • Introducción

Este capítulo describe nuestro abordaje de la interpretación de las pruebas de función pulmonar. Los distintos expertos siguen abordajes diferentes para dicha interpretación. No existe un estándar de interpretación universalmente aceptado. Dos estándares más antiguos, pero comúnmente citados, son el Disability Standard de la American Thoracic Society (ATS) de 1986[1] y la declaración de la ATS de 1991.[2] En 2005, la ATS y la European Respiratory Society (ERS) actualizaron los estándares de función pulmonar, incluida la interpretación de las pruebas.[3-7] El Interpretation Standard de la ATS/ERS de 2005 debería ser el estándar universal en Norteamérica y Europa, pero ha generado controversias no resueltas, lo que ha dejado una gran variedad de opiniones. Los cuatro motivos principales de preocupación son: 1) la recomendación de usar el cociente entre el volumen espiratorio forzado en 1 s y la capacidad vital (VEF_1/CV) en lugar del cociente VEF_1/capacidad vital forzada (CVF) espiratoria; 2) el *patrón inespecífico* (PIE) con un cociente VEF_1/CVF normal, una CVF baja y una capacidad pulmonar total (CPT) normal; 3) la reducción aislada de la capacidad de difusión pulmonar para el monóxido de carbono (DLCO) con espirometría y volúmenes pulmonares normales; y 4) la selección de puntos de corte para definir la gravedad de las anomalías. Incluiremos descripciones de los puntos de controversia según nuestro abordaje (*véase* más adelante; fig. 14-1).

La recomendación de emplear el cociente VEF_1/CV en lugar del cociente VEF_1/CVF para realizar el diagnóstico de obstrucción se basa en las ecuaciones europeas de referencia.[3-7] La CV que se informa es la más grande de cualquier maniobra de CV, independientemente de cómo se obtuvo. Por lo tanto, la CV es siempre igual o mayor que la CVF y, por ende, el cociente VEF_1/CV es siempre igual o menor que el VEF_1/CVF. Si la ecuación de referencia utilizada procede de una población estadounidense y calcula un valor esperado de VEF_1/CVF, no de VEF_1/CV, la sustitución arbitraria del VEF_1/CV por el VEF_1/CVF producirá un sesgo sistemático hacia el sobrediagnóstico de la obstrucción.[4-8]

En el diagrama de flujo de la ATS/ERS de 2005, el PIE (cociente VEF_1/CVF normal, CVF baja y CPT normal) se interpreta como obstrucción (p. ej., asma o bronquitis crónica). En 2009, publicamos nuestro análisis de este patrón, lo denominamos por primera vez («patrón inespecífico») y describimos sus características y asociaciones clínicas. En la Mayo Clinic, este patrón habitual representa casi el 10% de todas las pruebas de función pulmonar. Como se indica en el capítulo 3, sección 3G (p. 34), a pesar del cociente VEF_1/CVF normal, muchos casos están, de hecho, asociados con la obstrucción, incluidos los casos de asma, otras formas de hiperreactividad

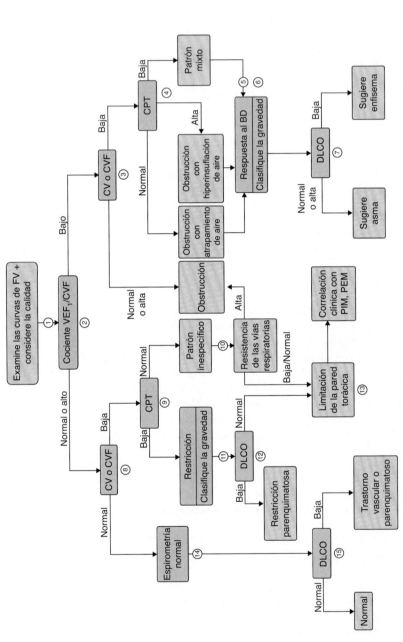

FIG. 14-1 Algoritmo de interpretación de los resultados de las pruebas de función pulmonar. Los pasos numerados se corresponden con los pasos numerados en el texto de este capítulo. BD: broncodilatador; CPT: capacidad pulmonar total; CV: capacidad vital; CVF: capacidad vital forzada; DLCO: capacidad de difusión pulmonar para el monóxido de carbono; FV: flujo-volumen; PEM: presión espiratoria máxima; PIM: presión inspiratoria máxima; VEF₁: volumen espiratorio forzado en 1 s (de Goldman L, Schafer AI. *Goldman-Cecil Medicine*. 25.ª ed. Philadelphia, PA: Elsevier Saunders; 2015, Figura 85-3).

de las vías respiratorias, la obesidad y la enfermedad pulmonar obstructiva crónica (EPOC). Encontramos que una gran minoría de los casos estudiados no tenían indicios de obstrucción de las vías respiratorias, sino más bien limitación de la pared torácica (incluyendo obesidad), debilidad muscular, insuficiencia cardíaca, cáncer o rendimiento deficiente.

Se dice que la reducción aislada de la DLCO con espirometría y volúmenes pulmonares normales es causada por trastornos vasculares pulmonares (VP). Es cierto que estos trastornos, como la hipertensión pulmonar, pueden causar este patrón, pero son relativamente inusuales. La causa más frecuente de una reducción aislada de la DLCO con una mecánica pulmonar normal es el enfisema, y no siempre es leve cuando se examina con tomografía computarizada. Además, los casos relativamente leves de enfermedad pulmonar intersticial suelen presentar una DLCO baja con volúmenes pulmonares en el rango bajo-normal.[5-9]

La nueva estrategia de interpretación de la ATS/ERS cambia los umbrales que definen la gravedad de la obstrucción o la restricción sin proporcionar ninguna justificación para ello. No obstante, empleamos la clasificación de gravedad que se muestra en la tabla 14-1, adaptada de un estándar anterior de la ATS.[1]

Mientras tanto, numerosos grupos han establecido recomendaciones para la EPOC, sobre todo la Global Initiative for Chronic Obstructive Lung Disease (GOLD)[10] y el grupo de ACP/ACCP/ATS/ERS.[11] Estos estándares han cambiado la clasificación de la gravedad respecto a los estándares más antiguos. Se dice que este cambio está motivado por el deseo de mejorar el reconocimiento temprano de la enfermedad, pero puede provocar la prescripción de medicamentos costosos, con efectos adversos asociados para los pacientes asintomáticos, quienes pueden no beneficiarse de forma tan clara como los pacientes más gravemente afectados. Enright[12] y Pellegrino y cols.[13] analizan estas cuestiones.

14B • Fundamentos de interpretación

Comentarios generales: sea conciso. Sus colegas médicos están ocupados, a menudo tanto que pueden no leer con atención una interpretación extensa. Pueden pasar por alto un punto sutil en un comentario extenso. Por lo tanto, siempre hay que informar primero las anomalías más importantes, seguido

TABLA 14-1 Estratificación del deterioro y la gravedad[1]	
Obstrucción (60/40/30)[a]	**Restricción (60/50/35)[b]**
VEF$_1$/CVF < LIN y:	VEF$_1$/CVF ≥ LIN y CPT < LIN y:
VEF$_1$ ≥ LIN: límite de lo normal	CVF < LIN a 60%: leve
De < LIN a 60%: leve	59-50%: moderada
59-40%: moderada	49-35%: grave
39-30%: grave	< 35%: muy grave
< 30%: muy grave	

[a] Los números entre paréntesis son el porcentaje previsto del volumen espiratorio forzado en 1 s.
[b] Los números entre paréntesis son el porcentaje previsto de la capacidad vital espiratoria forzada.
CVF: capacidad vital forzada espiratoria; LIN: límite inferior de la normalidad; VEF$_1$: volumen espiratorio forzado en 1 s.

de las menores. Desglose las anomalías en descripciones breves (menos es más). Al final, combine todos los hallazgos normales restantes. Por ejemplo: «Anómalo. La DLCO está gravemente reducida, lo que es compatible con un enfisema u otro proceso VP o parenquimatoso. La espirometría solo muestra una obstrucción leve con una mejoría de los flujos después de la administración del broncodilatador. Los volúmenes pulmonares, los flujos inspiratorios y la oximetría en reposo y durante el ejercicio son normales».

Las nuevas *Recommendations for a Standardized Pulmonary Function Report* de la ATS de 2017 desaconsejan informar o utilizar datos de espirometría que no sean el VEF_1, la CVF y su cociente, en valores absolutos y en el porcentaje previsto, así como la respuesta absoluta y porcentual al broncodilatador, además del cociente VEF_1/capacidad vital lenta y el tiempo espiratorio forzado (TEF). Otros parámetros, como el VEF_3, el VEF_6, el flujo espiratorio forzado sobre el 50% medio de la CVF (FEF_{25-75}) y los flujos fraccionados, no han demostrado de forma convincente su utilidad y resultan confusos para los médicos sin especialidad.[14]

La interpretación de la figura 14-1 es de *Goldman-Cecil Medicine*, 25.ª edición, 2015. Es una adaptación de la figura 2 del Interpretation Standard de la ATS/ERS de 2005. Se ha modificado para aclarar los abordajes de varios puntos controvertidos, incluidos los descritos anteriormente. Enseguida, se amplía para abarcar algunas cuestiones que no son abordadas por la ATS/ERS.[15]

Paso 1

Examine la *curva de flujo-volumen* (FV) y considere la calidad de las maniobras múltiples. Revise los comentarios de los técnicos sobre el esfuerzo o rendimiento aparente del paciente, así como la calidad de las maniobras y cualquier circunstancia especial que pueda afectar la interpretación. ¿El paciente ha cumplido con el estándar de calidad haciendo hasta ocho maniobras de las cuales al menos tres son aceptables y los dos mejores valores de CVF y VEF_1 coinciden dentro de los 150 mL? Si no es así, suelo prologar mis interpretaciones con:

«El paciente no pudo realizar maniobras aceptables y repetibles, por lo que los resultados pueden subestimar la verdadera función pulmonar».

¿Qué sugiere la curva de FV en términos de interpretación? ¿Parece normal (como en la fig. 14-2)? ¿La curva sugiere una obstrucción (forma de cuchara como en la fig. 14-3), una restricción (forma alta y estrecha, como un sombrero de bruja, como en la fig. 14-4) o un caso especial (*véase* más adelante; fig. 14-5)? Observe que existe un amplio rango de normalidad en

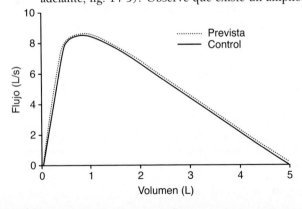

FIG. 14-2 Curva de flujo-volumen normal.

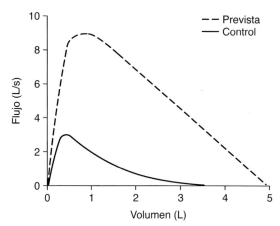

FIG. 14-3 Curva de flujo-volumen en la enfermedad pulmonar obstructiva crónica grave.

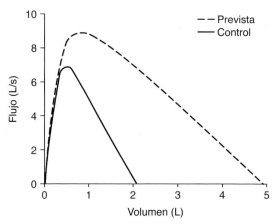

FIG. 14-4 Curva de flujo-volumen en la fibrosis pulmonar. Observe la pendiente muy pronunciada y la disminución del volumen.

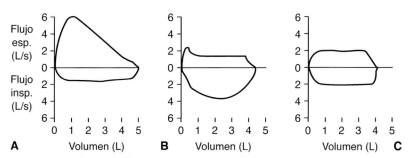

FIG. 14-5 Curvas de flujo-volumen típicas asociadas con lesiones de las vías respiratorias principales (carina a boca). A. Típica lesión extratorácica variable. **B.** Lesión intratorácica variable. **C.** Lesión fija. Esp.: espiratorio; insp.: inspiratorio.

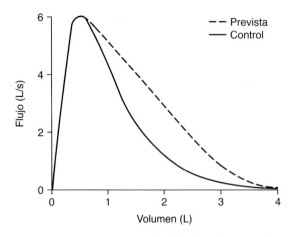

FIG. 14-6 Inusual curva de flujo-volumen en la que el volumen espiratorio forzado en 1 s es normal pero el flujo espiratorio forzado sobre el 50% medio de la capacidad vital espiratoria forzada es reducido. Observe que el flujo máximo es normal, pero el 70% inferior está muy desviado.

el grado de inclinación de la curva de FV. Los niños y los adultos jóvenes pueden tener una curva convexa, mientras que los adultos mayores (más allá de los 50-60 años de edad) suelen tener un grado creciente de inclinación de la curva de FV con el avance de la edad (fig. 14-6).

Paso 2

¿El cociente VEF_1/CVF está reducido (por debajo del límite inferior de la normalidad [LIN]), lo que indica obstrucción (*véase* fig. 14-3)? Si es así, siga el algoritmo a la derecha (lado de la obstrucción). Si no, siga el algoritmo a la izquierda (lado de la restricción). Un cociente normal descarta la mayoría de los patrones obstructivos, pero una excepción es el caso del PIE, en el que la CVF y el VEF_1 están disminuidos y el cociente VEF_1/CVF y la CPT son normales (*véase* secc. 3E, p. 30). Se trata de un patrón de aparición frecuente que afecta al 9-10% de los pacientes de nuestro laboratorio que se someten a pruebas completas de función pulmonar (es decir, espirometría, volúmenes pulmonares y determinación de la DLCO). Entre los pacientes con el PIE, más de la mitad tienen indicios de obstrucción, como la respuesta al broncodilatador (como en la fig. 14-7), el aumento de la resistencia de las vías respiratorias o la evidencia clínica de enfermedades obstructivas.

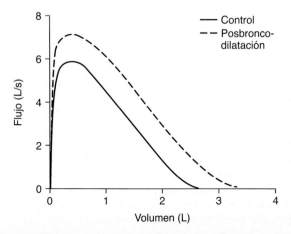

FIG. 14-7 La curva de control muestra una leve reducción de la capacidad vital espiratoria forzada (CVF) y del volumen espiratorio forzado en 1 s (VEF_1) y un cociente VEF_1/CVF normal. Tras la administración de un broncodilatador, la curva de flujo-volumen (*línea discontinua*) muestra un desplazamiento paralelo hacia la derecha con un aumento de la CVF y del VEF_1, pero sin cambios en el cociente VEF_1/CVF. El paciente tiene asma asintomática.

Paso 3

Evalúe la CVF. Si es normal (es decir, > LIN), se trata de un caso de obstrucción simple. Si es menor del LIN, puede estar reducida debido a una restricción superpuesta, es decir, un trastorno mixto obstructivo-restrictivo, o, más comúnmente, debido a un volumen residual (VR) aumentado, lo que indica un atrapamiento de aire o una limitación de la pared torácica. Si no se mide la CPT, no se puede distinguir entre el atrapamiento de aire y un trastorno mixto (aunque se puede inferir a partir de las radiografías).

Paso 4

Examine la CPT.

1. Si la CPT pletismográfica está reducida, se puede determinar con seguridad que existe un trastorno mixto obstructivo-restrictivo. En un trastorno mixto, la gravedad general de la discapacidad se puede clasificar a partir del porcentaje previsto del VEF_1. Usted puede clasificar la gravedad del componente restrictivo a partir del porcentaje previsto de la CPT. La gravedad del componente obstructivo puede determinarse dividiendo el porcentaje previsto del VEF_1 entre el porcentaje previsto de la CPT (expresado como fracción).[16] Consulte el caso 30 en los casos ilustrativos, capítulo 15 (p. 197).

2. Si una CPT por dilución de gases (dilución de He o lavado con N_2) está disminuida, puede indicar un proceso restrictivo, o puede estar reducida porque los volúmenes pulmonares están subestimados debido a espacios aéreos mal comunicados, particularmente en los pacientes con enfisema extenso.

3. Si la CPT es normal, se trata de un caso de obstrucción simple, cuya gravedad puede juzgarse a partir del porcentaje previsto del VEF_1.

4. Si la CPT aumenta, algunos intérpretes identificarán la hiperinsuflación. La definición de la hiperinsuflación y el grado de aumento necesario para identificarla no se abordan en los estándares de la ATS/ERS. Yo utilizo un punto de corte del 125-130% previsto para identificar la hiperinsuflación. Además, si la CPT pletismográfica es superior al 150% previsto, cuestiono la validez de la medición y pido a los técnicos que vuelvan a analizar los circuitos de jadeo. La CPT puede sobreestimarse si la frecuencia de jadeo es demasiado rápida o si los ángulos de los circuitos se miden incorrectamente.

5. Si la CPT no está aumentada pero el VR es mayor que el límite superior de la normalidad (LSN) y el cociente VR/CPT es mayor que el LSN, algunos intérpretes identificarán el atrapamiento de aire. Los estándares de la ATS/ERS tampoco hablan de ello. Recuerde que, aunque el atrapamiento de aire suele ser causado por el cierre de las vías respiratorias en volúmenes pulmonares bajos, también puede ser causado por la debilidad muscular o la limitación de la pared torácica cerca del VR, sin relación con los trastornos de las vías respiratorias.

6. Si no se midieron los volúmenes pulmonares, no deje de informar una CVF baja en la espirometría. Puede ser importante y es fácil pasarlo por alto. Suelo decir:

    «Anómalo. Obstrucción leve/moderada/grave con capacidad vital reducida. La capacidad vital baja puede deberse al atrapamiento de aire, pero no se puede descartar un proceso restrictivo superpuesto sin la medición de los volúmenes pulmonares».

A veces, una prueba previa aclara la causa de la CV reducida, en cuyo caso suelo decir:

«Anómalo. Obstrucción leve/moderada/grave con reducción de la capacidad vital (esta última se ha demostrado que se debe al atrapamiento de aire, no a la restricción superpuesta)».

Paso 5

Examine la respuesta al broncodilatador. La ATS/ERS define una respuesta positiva al broncodilatador como un aumento del VEF_1 o de la CVF en un 12% y 200 mL. Suelo comentar si una respuesta positiva es inusualmente grande. Una gran respuesta al broncodilatador predice un mayor número de exacerbaciones y una disminución más rápida de la función pulmonar. Los expertos no se ponen de acuerdo en algunos detalles, por ejemplo, cómo llamar a los grados menores de respuesta. Observe que una respuesta positiva al broncodilatador no siempre supone una mejoría del cociente VEF_1/CVF. De hecho, la proporción puede ser la misma o menor después de una respuesta positiva al broncodilatador (*véase* fig. 14-7). Hay que tener cuidado para saber si una respuesta de volumen (aumento de la CVF pero no del VEF_1) es causada por un esfuerzo espiratorio prolongado solamente (como lo indica un TEF más largo).

Paso 6

Clasifique la intensidad de la obstrucción. Antes de 2005, la mayoría de los intérpretes de la función pulmonar clasificaban la gravedad de la obstrucción con base en el porcentaje previsto del VEF_1 prebroncodilatación. Hubo un amplio consenso sobre no clasificarla con base en el cociente VEF_1/CVF. Desde 2005, la ATS/ERS recomienda clasificar la gravedad de la obstrucción en función del porcentaje previsto del VEF_1 posbroncodilatación. Las directrices de la GOLD recomiendan lo mismo para los pacientes con EPOC. El Dr. Hyatt dijo que es como clasificar la gravedad de la hipertensión con base en la presión arterial mientras se está en tratamiento, y estoy de acuerdo.

Algoritmo para la obstrucción: si el cociente VEF_1/CVF es menor del LIN, el grado de obstrucción se basa en el porcentaje previsto del VEF_1, ya sea antes o después de la administración del broncodilatador (tabla 14-2).

TABLA 14-2 **Dos algoritmos para clasificar la gravedad de la obstrucción**	
Para todos, VEF_1/CVF < LIN	
Adaptado de la Disability Standard de la ATS de 1986	Interpretation Standard de la ATS/ERS de 2005
VEF_1/CVF < LIN y $VEF_1 \geq$ LIN: en el límite de la normalidad	
60% del VEF_1 a < LIN: leve	VEF_1/CVF < LIN y > 70% del VEF_1: leve
40-59% del VEF_1: moderada	60-69% del VEF_1: moderada
	50-59% del VEF_1: moderadamente grave
30-39% del VEF_1: grave	35-49% del VEF_1: grave
< 30% del VEF_1: muy grave	< 35% del VEF_1: muy grave

Es posible clasificar la gravedad de la EPOC en función de las etapas de la GOLD, pero para ello se necesita más información clínica de la que se nos proporciona en la mayoría de los pacientes en el laboratorio de función pulmonar.

Paso opcional

Examine la ventilación voluntaria máxima (VVM) si la tiene.

1. La VVM no se suele medir en la mayoría de los laboratorios, pero nosotros la medimos de forma rutinaria. La VVM cambiará en la mayoría de los casos de manera similar al VEF_1. Con un VEF_1 *normal*, debería esperarse una VVM normal ($VEF_1 \times 40 = $ VVM prevista). Considere que el límite inferior de la VVM es el $VEF_1 \times 30$, es decir, tanto en los trastornos obstructivos como en los restrictivos, la VVM suele ser mayor que el $VEF_1 \times 30$.

2. Si el VEF_1 es *normal* pero la VVM se *reduce* por debajo del límite inferior, considere las siguientes posibilidades:

   a. Debilidad neuromuscular: la VVM es razonablemente sensible a la debilidad, aunque no es tan sensible ni tan específica como las presiones respiratorias máximas, que pueden añadirse como las siguientes pruebas adecuadas (*véase* cap. 9).

   b. Lesión de las vías respiratorias principales: la VVM disminuye en relación con el VEF_1 si se reduce el flujo inspiratorio (*véase* fig. 14-5A y C); para evaluar esto, es necesario evaluar el circuito de FV, incluidos los flujos inspiratorios. El siguiente paso puede incluir la obtención de imágenes o la visualización directa de las vías respiratorias mediante broncoscopia o laringoscopia.

   c. Rendimiento deficiente del paciente: se produce debido a la falta de coordinación, la fatiga, la tos o la falta de voluntad para hacer el máximo esfuerzo (el técnico es quien mejor lo juzga, por lo que siempre deben tenerse en cuenta los comentarios de este).

Paso 7

Examine la DLCO.

1. ¿La DLCO está *reducida*? La DLCO suele estar disminuida en los pacientes con una anomalía en el intercambio de gases (p. ej., enfisema, fibrosis pulmonar idiopática y otros procesos parenquimatosos o vasculares o insuficiencia cardíaca). En los fumadores actuales y pasados con obstrucción, las DLCO bajas suelen ser causadas por un enfisema, mientras que en el asma y en algunos casos de bronquitis obstructiva crónica, la DLCO suele ser normal. Cabe señalar la probabilidad de que se produzca un enfisema, especialmente en el caso de los pacientes que son fumadores actuales y que pueden beneficiarse de la motivación para dejar de fumar. Una interpretación típica podría decir: «Anómalo. Obstrucción grave con hiperinsuflación. Los flujos mejoran después de la administración del broncodilatador, lo que sugiere un elemento de obstrucción reversible. La DLCO está muy reducida, lo que es compatible con un enfisema u otro proceso VP o parenquimatoso. La anemia puede contribuir a la DLCO baja». Si el paciente nunca ha fumado, la posibilidad de un enfisema puede

descartarse de la interpretación. ¡Los puntos de corte de la gravedad de la reducción de la DLCO nunca han variado entre los estándares! Leve es por debajo del LIN, moderado es menor del 60% y grave es menor del 40%. La DLCO debe ajustarse para la hemoglobina baja de los pacientes anémicos (mostrando tanto la DLCO no ajustada como el valor de hemoglobina empleado para el ajuste).

2. ¿La DLCO es *normal*? En los trastornos obstructivos, esto sugiere una enfermedad predominante de las vías respiratorias, como el asma o la bronquitis crónica, con un parénquima pulmonar relativamente normal. ¿La DLCO ha *aumentado*? Esto ocurre principalmente en los pacientes con asma y en los pacientes obesos. Otras situaciones son menos frecuentes, como la hemorragia alveolar, la policitemia o la derivación intracardíaca de izquierda a derecha, la insuficiencia cardíaca, el estado de no reposo y la posición de decúbito supino.[17]

Paso 8

Lado de la restricción del algoritmo: evalúe la CVF o la CV. Si el cociente VEF₁/CVF es normal o alto y la curva de FV no indica lo contrario, contemple la posibilidad de un trastorno restrictivo. Considere la CVF y otras mediciones de la CV. Si son reducidas, esto puede indicar restricción. Los investigadores de COPDGene[18] lo han denominado *alteraciones de la espirometría con el cociente conservado* (AECC) y representa alrededor del 20% de los pacientes de nuestro laboratorio. El siguiente paso adecuado es examinar la CPT. Si solo se dispone de la espirometría, la evaluación posterior depende de la obtención de la CPT o de la evaluación por imágenes o clínica. Si no se dispone de una CPT actual o anterior, solo se puede decir que la espirometría es compatible con una anomalía restrictiva o inespecífica. Cabe señalar que en nuestro laboratorio, de los pacientes con «restricción espirométrica» o AECC, alrededor del 50% tienen una CPT baja. La otra mitad tiene una CPT normal y, por lo tanto, el PIE.

Paso 9

Evalúe la CPT.

1. Si la CPT es anormalmente baja, se trata de un trastorno restrictivo (*véase* paso 11). Los expertos en función pulmonar han analizado durante años la conveniencia de clasificar la gravedad de la insuficiencia con base en la reducción de la CPT o de la CVF y los puntos de corte que deben emplearse. El Interpretation Standard de la ATS/ERS de 2005 recomendaba el VEF₁ sin explicación ni justificación. Recomienda puntos de corte de LIN, 70%, 60%, 50% y 35% para leve, moderado, moderadamente grave y grave y muy grave, respectivamente. En nuestro laboratorio, seguimos utilizando puntos de corte para la CVF o la CPT con base en el Disability Standard de la ATS de 1986, con LIN%, 60%, 50% y 35% para leve, moderado y grave y muy grave, respectivamente (tabla 14-3).

2. Si la CVF está reducida pero la CPT es normal, no se trata de una restricción (*véase* paso 10). Nosotros hemos llamado a esto *patrón inespecífico*.[19,20] Aunque es muy frecuente, este patrón no tenía nombre hasta 2009. En el Interpretation Algorithm de la ATS/ERS de 2005, se denominaba *obstrucción con poca explicación*. En las descripciones del PIE, se observa que suele estar asociado (> 50%) con los indicios de

TABLA 14-3 **Dos algoritmos para clasificar la gravedad de la restricción**	
Para todos, $VEF_1/CVF > LIN$	
De la Disability Standard de la ATS de 1986	Interpretation Standard de la ATS/ERS de 2005
60% de la CPT o la CVF al LIN: leve	$VEF_1 < LIN$ al 70%: leve
50-59% de la CPT o la CVF: moderada	60-69% del VEF_1: moderada
	50-59% del VEF_1: moderadamente grave
35-49% de la CPT o la CVF: grave	35-49% del VEF_1: grave
< 35% de la CPT o la CVF: muy grave	< 35% del VEF_1: muy grave
	< 35% del VEF_1: muy grave

obstrucción, a pesar del cociente VEF_1/CVF normal. No obstante, en un subgrupo considerable (30-50%), hay pruebas de limitación de la pared torácica (en particular, obesidad), debilidad muscular, cáncer, insuficiencia cardíaca o rendimiento deficiente. El patrón es bastante estable durante 3-5 años de seguimiento.[20] Cuando identificamos el PIE, medimos de forma rutinaria la resistencia de las vías respiratorias (paso 10). Si esta es elevada (cerca de la mitad de las veces), sugiere un trastorno obstructivo. Si es normal, sugiere una limitación de la pared torácica, una debilidad muscular o un rendimiento deficiente (paso 13).

3. Si el porcentaje previsto de la CPT se reduce (paso 11) y el porcentaje previsto de la CVF lo hace en mayor medida, puede tratarse de un caso restrictivo complejo, que se define por una CPT < LIN y una diferencia entre el porcentaje previsto de la CPT y el porcentaje previsto de la CVF ≥ 10%. Por ejemplo, un paciente puede tener una CPT del 68% previsto y una CVF del 38% previsto. Dependiendo del intérprete, eso podría llamarse *restricción leve* o *restricción grave*, ¡o incluso *restricción de leve a grave*! Este dilema condujo al estudio del trastorno restrictivo complejo (*véase* secc. 3H, p. 34). Estos casos constituyen cerca de un tercio de todos los casos restrictivos, o el 4% de todas las pruebas de función pulmonar completas. El «algo más» que contribuye a la anomalía puede ser la debilidad muscular, la limitación de la pared torácica (incluida la obesidad), un rendimiento deficiente o una obstrucción asintomática (*véanse* tabla 12-1, p. 98 y secc. 9D, p. 86).[21] En muchos casos, son útiles las imágenes del tórax, las mediciones de las presiones respiratorias máximas o las evaluaciones clínicas adicionales.

Paso 12

Examine la DLCO. Si la DLCO es anómala en un paciente con restricción, entonces apoya la probabilidad de un proceso restrictivo parenquimatoso como la fibrosis pulmonar idiopática o la asbestosis. En estos casos, la DLCO suele reducirse hasta un grado similar al de la restricción o, a veces, peor. Por otro lado, si la DLCO está relativamente conservada, o incluso es normal, sugiere que la restricción puede ser causada por la limitación de la pared torácica (paso 13) más que por una anomalía del parénquima pulmonar. Si es así, la medición de las presiones respiratorias máximas puede distinguir la debilidad muscular de otras causas de limitación de la pared torácica. La anamnesis y el diagnóstico por imagen suelen ser esclarecedores. La resección pulmonar con pulmones por lo demás sanos suele dar lugar a una preservación relativa de la DLCO.

Paso 14

Espirometría normal. Si el cociente VEF_1/CVF, la CVF y el VEF_1 son normales, la espirometría es normal (por lo general, no se tiene en cuenta el FEF_{25-75}, el cual puede ser bajo, sobre todo en los pacientes de edad avanzada). Se pueden tener en cuenta las curvas de FV anómalas (*véase* fig. 14-5). Si la CPT está reducida, considere un trastorno restrictivo leve.

Paso 15

Examine la DLCO. Si la espirometría y los volúmenes pulmonares son normales pero la DLCO está reducida, entonces hay una reducción aislada de esta última. El Interpretation Standard de la ATS/ERS de 2005 dice que esto implica trastornos VP. De hecho, la causa más frecuente es el enfisema o la enfermedad intersticial o una combinación de ambos (fibrosis pulmonar y enfisema combinados).[22] Los trastornos VP, como la esclerodermia, la hipertensión pulmonar primaria o secundaria, los émbolos recurrentes y las vasculitis, son menos frecuentes como explicación. Hay que tener en cuenta que aunque la DLCO puede estar reducida en la hipertensión pulmonar, es insensible para detectar la hipertensión pulmonar. Los fármacos quimioterápicos también pueden producir este hallazgo, y la DLCO se utiliza a menudo para controlar un efecto pulmonar adverso de la quimioterapia.

Examine los *resultados de otras pruebas* que pueda tener a su disposición. Estos deben confirmar la interpretación a la que usted ya ha llegado y ajustarse a los patrones de la tabla 12-1 (p. 98).

Curvas de flujo-volumen de aspecto curioso

La curva de FV puede parecer inusual por varias razones, incluyendo diversas variantes normales y varias anomalías clínicas distintas. La mayoría de las personas tienen una curva de FV muy reproducible cuando se hacen múltiples esfuerzos espiratorios máximos. La curva de FV normal es casi triangular, pero algunas personas tienen protuberancias claras en sus curvas. Lo más frecuente es que estas se encuentren en la cuarta parte o la mitad superior de la curva. Las protuberancias suelen representar puntos de transición cuando el punto de limitación del flujo se desplaza de la tráquea a los bronquios del tronco principal o a las vías respiratorias más pequeñas. Algunos pacientes, por lo general adultos jóvenes o adolescentes con una función pulmonar normal, tienen una meseta traqueal prominente (*véanse* fig. 2-6H, p. 14 y los casos 1, p. 128, y 38, p. 217), lo que significa una limitación del flujo en la tráquea a volúmenes pulmonares a los que el flujo suele estar más limitado en las vías respiratorias periféricas. Por lo tanto, una meseta traqueal es un signo de vías respiratorias periféricas sanas. Otra variante normal es una curva de FV convexa, que es típica de los niños pero que puede ser un indicador de debilidad muscular o de bajo rendimiento en el adulto (*véase* fig. 2-6D, p. 14).

El análisis de la curva de FV permite identificar algunos errores en la maniobra. Entre ellos se encuentran el arranque lento, la mala expansión, la tos o la interrupción en el primer segundo y la terminación temprana del esfuerzo (*véanse* ejemplos en la fig. 2-6, p. 14).

Por último, se pueden identificar diversas anomalías mediante el análisis de la curva de FV, especialmente al comparar las curvas inspiratoria y espiratoria. Entre ellas se encuentran las siguientes:

1. Una meseta en la curva de FV puede indicar un proceso obstructivo de las vías respiratorias centrales. Las lesiones de las vías respiratorias superiores o extratorácicas (por encima de la abertura torácica superior) afectan más la inspiración que la espiración (*véase* fig. 14-5A). Las lesiones intratorácicas (es decir, por debajo de la abertura torácica superior) afectan más la espiración que la inspiración (*véase* fig. 14-5B). Una lesión obstructiva central fija (como una estenosis traqueal) limita por igual los flujos inspiratorio y espiratorio (*véase* fig. 14-5C).

2. Una anomalía en forma de dientes de sierra suele afectar los flujos más altos de la curva de FV. Esto tiene una frecuencia más alta que la tos. Indica la existencia de tejido excedente en las vías respiratorias superiores y se asocia con un mayor riesgo de apnea obstructiva del sueño (*véase* cap. 15, caso 13, p. 158).[23]

Prueba de provocación con metacolina

Esta prueba es positiva ante una reducción del 20% o más en el VEF_1 después de una concentración umbral, o la dosis, de metacolina. En el pasado, la concentración umbral era de 25 mg/mL, pero varios estándares han recomendado umbrales más bajos (tan bajos como 4 u 8 mg/mL) para aumentar la especificidad de la prueba. El cálculo de la dosis requiere conocer la salida del nebulizador y algunas suposiciones sobre los patrones de respiración a volumen corriente y el depósito de aerosoles. Se desconoce la realidad de estas conjeturas, así como la salida respirable de la mayoría de los nebulizadores, por lo que nuestro laboratorio sigue informando los resultados en términos de concentración.

Los elementos necesarios para realizar el diagnóstico clínico del asma incluyen 1) evidencia de hiperreactividad de las vías respiratorias, 2) obstrucción variable en el tiempo y 3) evidencia de inflamación de las vías respiratorias. Por lo tanto, como siempre, los resultados de las pruebas de laboratorio deben evaluarse en el contexto clínico con base en la probabilidad de la enfermedad, en este caso el asma, previa a la prueba.

Presiones respiratorias máximas («cornetas»)

Estas presiones se usan para evaluar la fuerza de los músculos respiratorios. Si son bajas, indican *debilidad muscular* o *rendimiento deficiente*. La presión inspiratoria es principalmente una función de la fuerza del diafragma. Las personas tetrapléjicas muestran presiones espiratorias reducidas con presiones inspiratorias (diafragma) relativamente conservadas. La parálisis diafragmática es lo contrario (*véase* cap. 9 para un análisis más completo).

Obesidad

La obesidad suele tener efectos modestos en la función pulmonar. La anomalía más constante es la reducción del volumen espiratorio de reserva (VER, la diferencia entre la capacidad residual funcional y el VR). El aumento de la impedancia de la pared torácica puede causar un patrón restrictivo en algunos pacientes muy obesos. En promedio, una persona con un índice de masa corporal de 35 kg/m^2 tendrá una reducción de la CVF de entre el 5 y el 10% en comparación con alguien con un índice de masa corporal de 25 kg/m^2, por lo que normalmente no se interpretaría que está fuera del rango normal. La CPT no suele reducirse en el mismo grado que la CVF. Las personas obesas pueden tener sibilancias cuando respiran cerca del VR, lo que a veces se denomina *seudoasma*. La DLCO suele ser normal o estar aumentada. Los efectos adicionales de la obesidad en la función pulmonar se abordan en la sección 12I (p. 102) y en la tabla 12-1 (p. 98).[24]

REFERENCIAS

1. American Thoracic Society. Evaluation of impairment/disability secondary to respiratory disorders. *Am Rev Respir Dis* 133:1205–1209, 1986.
2. American Thoracic Society. Lung function testing: selection of reference values and interpretative strategies. *Am Rev Respir Dis* 144:1202–1218, 1991.
3. Miller MR, Crapo R, Hankinson J, et al. General considerations for lung function testing. *Eur Respir J* 26:153–161, 2005.
4. Miller MR, Hankinson J, Brusasco V, et al. Standardisation of spirometry. *Eur Respir J* 26:319–338, 2005.
5. Wanger J, Clausen JL, Coates A, et al. Standardisation of the measurement of lung volumes. *Eur Respir J* 26:511–522, 2005.
6. Graham BL, Brusasco V, Burgos F, et al. 2017 ERS/ATS standards for single-breath carbon monoxide uptake in the lung. *Eur Respir J* 49:1600–1616, 2017.
7. Pellegrino R, Viegi G, Brusasco V, et al. Interpretative strategies for lung function tests. *Eur Respir J* 26:948–968, 2005.
8. Hankinson JL, Odencrantz JR, Fedan KB. Spirometric reference values from a sample of the general U.S. population. *Am J Respir Crit Care Med* 159:179–187, 1999.
9. Aduen JF, Zisman DA, Mobin SI, et al. Retrospective study of pulmonary function tests in patients presenting with isolated reduction in single-breath diffusion capacity: implications for the diagnosis of combined obstructive and restrictive lung disease. *Mayo Clin Proc* 82:48–54, 2007.
10. GOLD website. https://goldcopd.org/.
11. http://www.thoracic.org/statements/resources/copd/179full.pdf.
12. Enright P. Flawed interpretative strategies for lung function tests harm patients [editorial]. *Eur Respir J* 27:1322–1323, 2006.
13. Pellegrino R, Brusasco V, Crapo RO, et al. From the authors [editorial]. *Eur Respir J* 27:1323–1324, 2006.
14. Culver BH, Graham BL, Coates AL, et al. Recommendations for a standardized pulmonary function report. *Am J Respir Crit Care Med* 196:1463–1472, 2017.
15. Scanlon PD. Respiratory function: mechanisms and testing. In: Goldman L, Schafer AI, eds. *Goldman-Cecil Medicine*, 25th ed. Philadelphia, PA: Elsevier Saunders, 2015.
16. Gardner ZS, Ruppel GL, Kaminsky DA. Grading the severity of obstruction in mixed obstructive-restrictive lung disease. *Chest* 140(3):598–603, 2011.
17. Saydain G, Beck KC, Decker PA, Cowl CT, Scanlon PD. Clinical significance of elevated diffusing capacity. *Chest* 125(2):446–452, 2004.
18. Wan ES, Castaldi PJ, Cho MH, et al. Epidemiology, genetics, and subtyping of preserved ratio impaired spirometry (PRISm) in COPDGene. *Resp Res* 15:89, 2014.
19. Hyatt RE, Cowl CT, Bjoraker JA, Scanlon PD. Conditions associated with an abnormal non-specific pattern of pulmonary function tests. *Chest* 135(2):419–424, 2009.
20. Iyer VN, Schroeder DR, Parker KO, Hyatt RE, Scanlon PD. The nonspecific pulmonary function test: longitudinal follow-up and outcomes. *Chest* 139(4):878–886, 2011.
21. Clay RD, Iyer VN, Reddy DR, Siontis B, Scanlon PD. The "complex restrictive" pulmonary function pattern. *Chest* 152:1258–1265, 2017.
22. Cottin V, Nunes H, Brillet PY, et al. Combined pulmonary fibrosis and emphysema: a distinct underrecognised entity. *Eur Respir J* 26:586–593, 2005.
23. Bourne MH, Scanlon PD, Schroeder DR, Olson EJ. The sawtooth sign is predictive of obstructive sleep apnea. *Sleep Breath* 21:469–474, 2017.
24. Jones RL, Nzekwu MM. The effects of body mass index on lung volumes. *Chest* 130:827–833, 2006.

Capítulo 15

Casos ilustrativos

15A ● Introducción

Los casos presentados en este capítulo ejemplifica muchos de los argumentos expuestos en los capítulos anteriores. Algunos ejemplos son casos inusuales, pero la mayoría presentan problemas que se analizan habitualmente en el laboratorio de función pulmonar.

En la mayoría de los casos, primero se debe estudiar la curva de flujo-volumen. Considere si se puede identificar una obstrucción o restricción o alguna otra anomalía. Después, las mediciones deben revisarse observando primero el cociente del volumen espiratorio forzado en 1 s entre la capacidad vital forzada espiratoria para distinguir la obstrucción de la restricción. A continuación, analice el resto de los datos para determinar si estos apoyan o cambian la impresión inicial y para obtener más detalles. Por lo general, se plantearán varias preguntas y se intentará responderlas antes de leer las respuestas y el análisis. En las tablas se presentan el valor normal previsto, el valor observado y el porcentaje del valor previsto. Los valores que están fuera del rango normal se indican con un asterisco (*). Las interpretaciones se ofrecen después del análisis de cada caso. Estas siguen, en su mayoría, las recomendaciones de la American Thoracic Society/European Respiratory Society de 2005, excepto cuando se indica o como se comenta en el capítulo 14, páginas 113-115. Los tipos de casos se enumeran en las páginas 227 y 228.

CASO 1

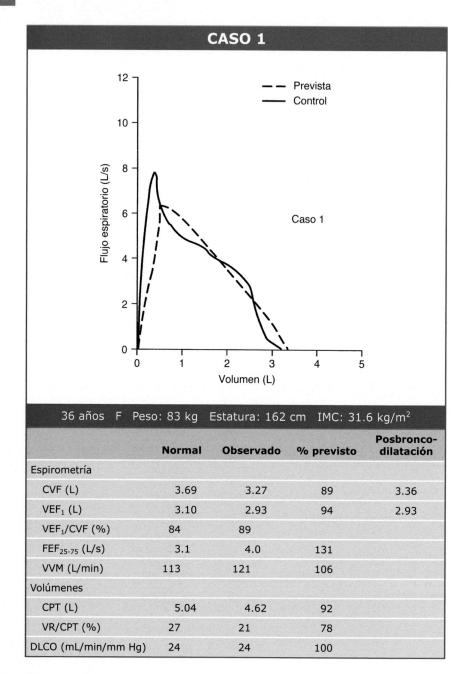

36 años   F   Peso: 83 kg   Estatura: 162 cm   IMC: 31.6 kg/m²

	Normal	Observado	% previsto	Posbronco-dilatación
Espirometría				
CVF (L)	3.69	3.27	89	3.36
VEF₁ (L)	3.10	2.93	94	2.93
VEF₁/CVF (%)	84	89		
FEF₂₅₋₇₅ (L/s)	3.1	4.0	131	
VVM (L/min)	113	121	106	
Volúmenes				
CPT (L)	5.04	4.62	92	
VR/CPT (%)	27	21	78	
DLCO (mL/min/mm Hg)	24	24	100	

Preguntas

1. ¿La paciente tiene limitación ventilatoria?

2. ¿Los valores de las pruebas apoyan su impresión?

3. ¿La configuración de la curva de flujo-volumen es normal?

CASO 1

Respuestas

1. No hay limitación ventilatoria.

2. Los valores de las pruebas son todos normales.

3. En la mayor parte de la capacidad vital, el flujo disminuye de forma relativamente gradual y constante. Sin embargo, a partir de los 2.4 L de volumen espirado, hay una «rodilla» en la curva después de la cual el flujo se reduce de manera más rápida. Este contorno no es causado por una lesión de las vías respiratorias principales, sino que es una variante normal que se presenta sobre todo en los jóvenes no fumadores, especialmente en las mujeres. Esta paciente nunca había fumado. Esta forma se debe a la transición del punto de limitación del flujo que se desplaza periféricamente a medida que disminuyen los volúmenes pulmonares. La «rodilla» representa el volumen pulmonar en el que se desplaza el punto de limitación del flujo hacia los bronquios principales, y luego más hacia la periferia a medida que decrece el volumen pulmonar. Esto se llama *meseta traqueal*. Puede considerarse un signo de vías respiratorias periféricas sanas (*véase* fig. 2-6H, p. 14).

Interpretación: «Espirometría, volúmenes pulmonares y DLCO normales sin respuesta aguda al broncodilatador. La forma de la curva de flujo-volumen es una variante normal».

CASO 2

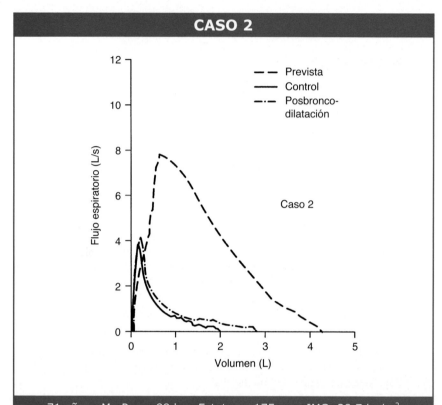

71 años M Peso: 88 kg Estatura: 175 cm IMC: 28.7 kg/m²

	Normal	Observado	% previsto	Posbronco-dilatación
Espirometría				
CVF (L)	4.29	1.94*	45	2.76
VEF₁ (L)	3.29	1.03*	31	1.25
VEF₁/CVF (%)	77	53*		
FEF₂₅₋₇₅ (L/s)	2.8	0.4*	15	0.5
VVM (L/min)	125	51*	41	
Volúmenes				
CPT (L)	6.61	9.37*	142	
VR/CPT (%)	35	75*	214	
DLCO (mL/min/mm Hg)	25	10*	40	

Comentarios y preguntas

Este paciente tenía antecedentes de hábito tabáquico de 74 años-paquete y seguía fumando. Se quejaba de disnea progresiva y de sibilancias al realizar un esfuerzo leve. Sus progenitores tenían enfisema relacionado con el tabaquismo, y su padre murió de cáncer de pulmón.

1. ¿Cómo interpretaría esta prueba?

2. ¿Puede hacer una declaración sobre la enfermedad pulmonar subyacente del paciente?

3. ¿La DLCO sugiere algo?

CASO 2

Respuestas

1. El paciente tiene una grave limitación ventilatoria de tipo obstructivo. La hiperinsuflación se presenta con un aumento de la CPT. El aumento del cociente VR/CPT indica un atrapamiento de aire, el cual prácticamente siempre se observa con la hiperinsuflación. Esta última es menos frecuente y no siempre se detecta en los pacientes con atrapamiento de aire. Los flujos mejoran y hay una gran reducción del atrapamiento de aire después de la administración del broncodilatador.

2. Si solo se dispusiera de los resultados de la espirometría, sería adecuado decir lo siguiente: «Existe una limitación ventilatoria grave de tipo obstructivo, pero no se puede descartar un pequeño componente restrictivo sin una medición de la CPT». Por supuesto, si una radiografía de tórax mostrara una hiperinsuflación, entonces se estaría relativamente seguro de que las anomalías son todas obstructivas.

3. En este caso, con la hiperinsuflación y la obstrucción, la DLCO baja es compatible con el enfisema, y se espera que la tomografía computarizada lo confirme. En el caso 20 (p. 173), en el que la CPT es muy baja y la pendiente de la curva de flujo-volumen es pronunciada, la DLCO baja probablemente refleje la presencia de enfermedad intersticial. Por lo general, un comentario adecuado ante una DLCO baja es: «La DLCO baja sugiere una anomalía parenquimatosa o vascular».

Interpretación: «Estudio anómalo. Obstrucción muy grave con mejoría de los flujos tras la administración del broncodilatador. Los volúmenes pulmonares muestran hiperinsuflación. La reducción de moderada a grave de la DLCO es compatible con un enfisema u otro proceso parenquimatoso o vascular o con anemia».

CASO 3

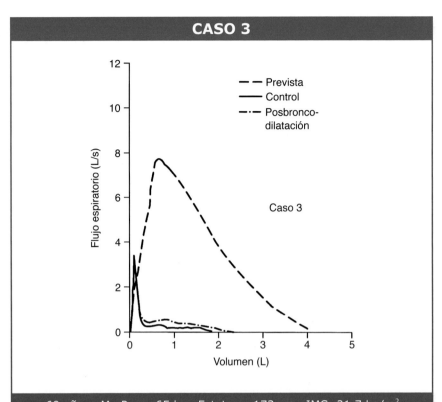

69 años   M   Peso: 65 kg   Estatura: 173 cm   IMC: 21.7 kg/m^2

	Normal	Observado	% previsto	Posbronco-dilatación
Espirometría				
CVF (L)	4.11	1.73*	42	2.30*
VEF$_1$ (L)	3.18	0.48*	15	0.63*
VEF$_1$/CVF (%)	77	28*		
FEF$_{25\,75}$ (L/s)	2.8	0.2*	8	0.3*
VVM (L/min)	124	24*	19	
Volúmenes				
CPT (L)	6.39	7.62	119	
VR/CPT (%)	36	71*	197	
DLCO (mL/min/mm Hg)	25	12*	47	

Preguntas

1. ¿Cómo interpretaría esta prueba?

2. ¿Cuál sería la VVM prebroncodilatación prevista?

CASO 3

Respuestas

1. Este es un caso clásico de enfermedad obstructiva muy grave con obstrucción muy intensa, atrapamiento de aire y DLCO moderadamente reducida. Existe una «respuesta de volumen» al broncodilatador, lo que significa que el VEF_1 aumenta en menos de 200 mL, pero se incrementa la capacidad vital, no solo por el mayor tiempo de espiración. La DLCO reducida sugiere un elemento de enfisema anatómico. La meseta en la curva de flujo-volumen es típica de la enfermedad pulmonar obstructiva crónica grave y no debe confundirse con una lesión intratorácica variable de las vías respiratorias.

2. La VVM prebroncodilatación sería 40×0.48 (VEF_1) = 19 L/min (*véase* secc. 2I, p. 15). El valor medido fue de 24 L/min. Esta diferencia no significa que el VEF_1 estuviera mal, sino que simplemente señala la limitación de la ecuación de predicción y la variabilidad en la relación entre la VVM y el VEF_1. Es interesante que, durante una prueba de esfuerzo llevada a cabo el mismo día, el paciente alcanzó una ventilación por minuto de 36 L/min. Por lo tanto, la predicción de la ventilación máxima durante el ejercicio a partir del VEF_1 o de la VVM también puede ser inexacta.

Interpretación: «Estudio anómalo. Obstrucción muy grave con atrapamiento de aire y DLCO moderadamente reducida. El aumento de la capacidad vital tras la broncodilatación indica una reducción del atrapamiento de aire».

CASO 4

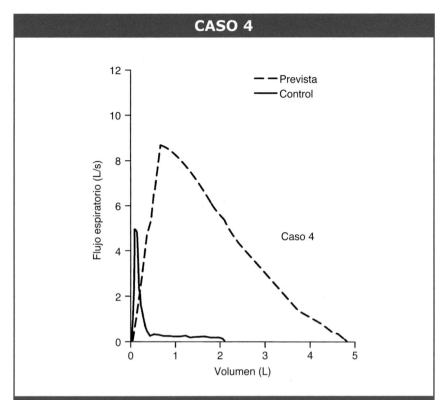

67 años M Peso: 86 kg Estatura: 180 cm IMC: 26.5 kg/m²				
	Normal	**Observado**	**% previsto**	**Posbronco-dilatación**
Espirometría				
CVF (L)	4.79	2.06*	43	2.67
VEF₁ (L)	3.67	0.56*	15	0.75
VEF₁/CVF (%)	77	27*		
FEF₂₅₋₇₅ (L/s)	31	0.2*	6	
VVM (L/min)	136	29*	21	
Volúmenes				
CPT (L)	7.02	8.64*	123	
VR/CPT (%)	32	69*	216	
DLCO (mL/min/mm Hg)	27	21	79	

Comentarios y preguntas

Este hombre de 67 años de edad tenía antecedentes de hábito tabáquico de 59 años-paquete y seguía fumando 10 cigarrillos al día. Hacía 5 años que se quejaba de disnea al caminar sobre una superficie plana. Su disnea, a menudo acompañada de sibilancias, había empeorado progresivamente, hasta el punto de que ya solo podía caminar menos de una cuadra antes de detenerse.

1. ¿Cómo describiría la curva de flujo-volumen?

2. ¿Los resultados de las pruebas apoyan su impresión (por cierto, la curva de flujo-volumen posbroncodilatación no se muestra en aras de la claridad, pero sí mostró flujos y volúmenes más altos)?

CASO 4

Respuestas

1. Los flujos se reducen de manera notable y la curva es típica de la obstrucción. Por lo tanto, la «limitación ventilatoria grave secundaria a la obstrucción de las vías respiratorias» sería correcta.

2. El aumento de la CPT y del VR son compatibles con esta interpretación, al igual que la marcada reducción del VEF_1 y de los flujos en todo el rango de la capacidad vital.

La DLCO está en el rango bajo-normal, lo que es un argumento en contra de un enfisema anatómico significativo. Este es un buen ejemplo de un paciente con bronquitis crónica que responde a un broncodilatador y tiene desaturación con el ejercicio. No se muestra el resultado de la oximetría: una saturación de oxígeno en reposo del 94% que disminuyó al 86% con el ejercicio leve.

Interpretación: «Estudio anómalo. Obstrucción muy grave con atrapamiento de aire y respuesta al broncodilatador en el límite de la normalidad. La DLCO es baja-normal. La oximetría en reposo es normal, pero la saturación disminuye durante el ejercicio».

CASO 5

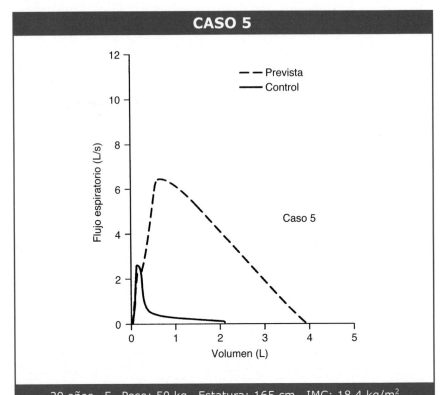

29 años F Peso: 50 kg Estatura: 165 cm IMC: 18.4 kg/m²				
	Normal	**Observado**	**% previsto**	**Posbronco-dilatación**
Espirometría				
CVF (L)	3.93	2.39*	61	2.86
VEF$_1$ (L)	3.34	0.62*	19	0.67
VEF$_1$/CVF (%)	85	26*		
FEF$_{25-75}$ (L/s)	3.4	0.2*	6	0.2
VVM (L/min)	119	28*	23	
Volúmenes				
CPT (L)	5.18	6.63	128	
VR/CPT (%)	24	59*	246	
DLCO (mL/min/mm Hg)	25	7*	28	

Comentarios y preguntas

Esta joven no era fumadora y no tenía antecedentes de asma.

1. ¿Cómo clasificaría la limitación con base en la curva de flujo-volumen?

2. ¿Los resultados de la espirometría apoyan su impresión (la curva pos-broncodilatación no se muestra porque no se pudo distinguir de la curva de control)?

3. ¿Los volúmenes y la DLCO también son compatibles?

4. ¿Qué hay de inusual en este caso?

CASO 5

Respuestas

1. La curva de flujo-volumen muestra una grave limitación ventilatoria debido a un proceso obstructivo. La forma de la curva es característica de la obstrucción.

2. Los resultados de la espirometría son compatibles con una obstrucción muy grave.

3. La CPT alta-normal y la DLCO reducida también son compatibles con una obstrucción grave. La DLCO baja sugiere una anomalía del parénquima, como un enfisema.

4. La paciente no era fumadora y no tenía antecedentes de asma. Este grado de obstrucción en una persona tan joven es poco frecuente. Una posibilidad sería la insuficiencia de antitripsina α_1, pero los resultados de los análisis de sangre fueron normales. En la biopsia a pulmón abierto se encontró que la paciente tenía linfangioleiomiomatosis. Se trata de una enfermedad inusual en la que hay una proliferación de músculo liso atípico en toda la región peribronquial, perivascular y perilinfática de los pulmones. Los infiltrados pulmonares son prominentes en la radiografía de tórax (estos no ocurren en la insuficiencia de antitripsina α_1) y contribuyen a la reducción de la DLCO.

Interpretación: «Estudio anómalo. Obstrucción muy intensa con atrapamiento de aire y sin respuesta al broncodilatador. La DLCO está gravemente reducida en consonancia con el proceso pulmonar vascular o parenquimatoso».

CASO 6

	62 años F Peso: 40 kg Estatura: 160 cm IMC: 15.6 kg/m²			
	Normal	**Observado**	**% previsto**	**Posbronco-dilatación**
Espirometría				
CVF (L)	2.6	1.95*	75	1.95
VEF$_1$ (L)	1.9	0.35*	18	0.35
VEF$_1$/CVF (%)	74	18*		
FEF$_{25-75}$ (L/s)	2.9	0.3*	10	
VVM (L/min)	62	16*	25	
Volúmenes				
CPT (L)	4.6	5.5	120	
VR/CPT (%)	43	66*	153	
DLCO (mL/min/mm Hg)	22	8*	36	

Comentarios y preguntas

Esta mujer de 62 años de edad se quejaba de pérdida de peso, rectorragia, nerviosismo y algo de disnea al hacer esfuerzos. Notó la disnea tras recuperarse de una gripe. Nunca había fumado y no tenía antecedentes familiares de enfermedades respiratorias. La radiografía de tórax reveló una disminución de las tramas pulmonares en ambas bases. La CPT medida con la técnica de lavado con nitrógeno fue 1 L menor que la CPT pletismográfica aquí informada.

1. ¿Cómo describiría estos datos?

2. ¿Pediría una prueba adicional?

CASO 6

Respuestas

1. Los resultados de las pruebas son compatibles con una obstrucción grave de las vías respiratorias con hiperinsuflación, aunque la disnea no era un síntoma importante. La radiografía de tórax y la baja capacidad de difusión sugieren la presencia de enfisema con una distribución basal inusual.

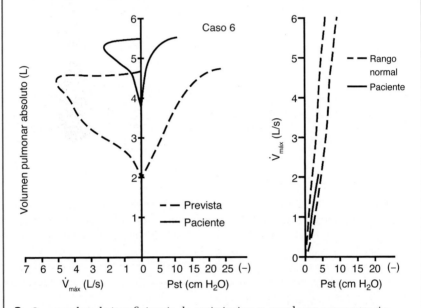

2. Las pruebas de insuficiencia de antitripsina α_1 revelaron concentraciones muy bajas de la enzima y que la paciente era homocigota para el alelo Z. Se encargaron pruebas mecánicas especiales. Observe la grave pérdida de retracción pulmonar y la hiperinsuflación. La curva de retracción estática de flujo máximo (REFM) se encuentra en el rango normal, lo que es compatible con un enfisema puro. La CL_{stat} aumentó (0.389 L/cm H_2O), mientras que la CL_{dyn} fue baja (0.132 L/cm H_2O) (*véase* secc. 7B, p. 71). La resistencia aumentó a 6.2 cm H_2O/L por segundo.

Interpretación: «Obstrucción muy grave con atrapamiento de aire, sin respuesta al broncodilatador y DLCO intensamente reducida, lo que es compatible con un proceso pulmonar parenquimatoso o vascular. La curva de REFM está dentro del rango normal, lo cual indica que la pérdida de retracción del parénquima es la causa de la obstrucción del flujo de aire».

CASO 7

56 años   M   Peso: 73.6 kg   Estatura: 168 cm   IMC: 26.1 kg/m^2

	Normal	Observado	% previsto	Posbronco-dilatación
Espirometría				
CVF (L)	3.3	4.67	141	4.67
VEF$_1$ (L)	2.4	1.72*	72	2.02
VEF$_1$/CVF (%)	73	37*		
FEF$_{25-75}$ (L/s)	3.4	0.7*	21	
VVM (L/min)	103	79*	79	
Volúmenes				
CPT (L)	5.7	8.1*	142	
VR/CPT (%)	42	42	101	
DLCO (mL/min/mm Hg)	27	26	96	

Comentarios y preguntas

Este hombre de 56 años de edad tenía antecedentes de 4 años de disnea de esfuerzo progresiva. Informó una tos matutina productiva y sibilancias ocasionales. Tenía antecedentes de hábito tabáquico de 30 años-paquete. Se escucharon sibilancias inspiratorias y espiratorias ásperas y ronquidos. La radiografía de tórax fue normal. Las pruebas de gasometría arterial en reposo mostraron una saturación de O_2 del 93%, una PaO_2 de 64 mm Hg, una $PaCO_2$ de 33 mm Hg y un pH de 7.52.

1. ¿Cómo clasificaría estos datos?

2. ¿Le preocupan estos datos?

3. ¿Hay otros datos que le gustaría tener?

CASO 7

Respuestas

1. Hay un grado leve de obstrucción de las vías respiratorias con una respuesta positiva al broncodilatador (17%, 300 mL). La DLCO normal no es compatible con un grado extenso de enfisema. Asimismo, aunque el paciente tiene un gran volumen pulmonar, el cociente VR/CPT normal indica que no hay atrapamiento de aire, lo que también hace improbable un enfisema.

2. Observe que el paciente estaba hiperventilando ($PaCO_2$ baja y pH aumentado) cuando se le extrajo la muestra arterial.

3. Para descartar un enfisema, se realizó una prueba mecánica (*véase* más adelante). Observe que, a pesar de la hiperinsuflación, la retracción pulmonar es normal y la curva de retracción estática de flujo máximo (REFM) está a la derecha del rango normal, lo que indica que la enfermedad de las vías respiratorias (bronquitis crónica) fue la causa de los bajos flujos espiratorios. La R_{pulm} era alta (5.0 cm H_2O/L por segundo), la CL_{stat} era normal (0.250 L/cm H_2O) y la CL_{dyn} era baja (0.133 L/cm H_2O).

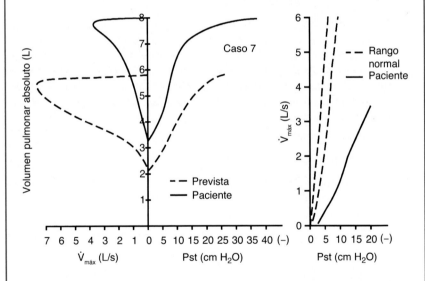

Interpretación: «Estudio anómalo. Obstrucción leve con mejoría de los flujos tras la administración del broncodilatador, grandes volúmenes pulmonares pero sin atrapamiento de aire y DLCO normal. La curva de REFM está desplazada hacia la derecha, lo que indica un proceso predominantemente en las vías respiratorias».

CASO 8			
36 años F Peso: 95.5 kg Estatura: 160 cm IMC: 37.3 kg/m²			
	Normal	**Observado**	**% previsto**
Espirometría			
CVF (L)	3.57	1.90*	53
VEF_1 (L)	3.02	0.72*	24
VEF_1/CVF (%)	85	38*	
FEF_{25-75} (L/s)	3.1	0.8*	26
VVM (L/min)	100	58*	58
Volúmenes			
CPT (L)	5.20	4.91	94
VR/CPT (%)	30	61*	
DLCO (mL/min/mm Hg)	24	11*	46

Comentarios y preguntas

Esta mujer de 36 años de edad había notado una falta de aire progresiva durante los últimos 6 años. No era fumadora y no tenía antecedentes de asma ni de enfermedades pulmonares en su familia. La radiografía de tórax reveló infiltrados intersticiales difusos. No hubo respuesta al broncodilatador.

1. ¿Cuál es su impresión basada en los datos anteriores?

2. ¿Hay características de la información que sean inusuales?

3. ¿Hay pruebas adicionales que puedan ser informativas?

CASO 8

Respuestas

1. Este es un caso desconcertante. La obstrucción se refleja en el contorno de la curva de flujo-volumen y en el VEF_1 y el cociente VEF_1/CVF muy bajos, así como en el aumento del cociente VR/CPT. La CPT no está aumentada, lo cual es inusual con este grado de obstrucción. La DLCO baja y la radiografía de tórax sugieren un posible proceso parenquimatoso.

2. Se realizaron pruebas de mecánica pulmonar. La resistencia se triplicó, mientras que la CL_{stat} se redujo al 56% de lo previsto y la CL_{dyn} al 30% de lo previsto. Los datos gráficos destacan la ausencia de hiperinsuflación, los bajos flujos espiratorios máximos y la curva de retracción pulmonar relativamente normal. La curva de retracción estática de flujo máximo (REFM) resultante es compatible con una enfermedad extensa de las vías respiratorias.

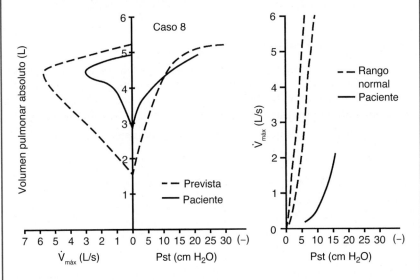

3. Una biopsia de pulmón ayudó a diagnosticar la linfangioleiomiomatosis. En este caso, a pesar de la grave obstrucción, no hubo aumento ni de la CPT ni de la CL_{stat}, una situación muy inusual, la cual ocurre a menudo en esta enfermedad (*véase* caso 5, p. 138).

Interpretación: «Estudio anómalo. Obstrucción muy grave con atrapamiento de aire y DLCO moderadamente reducida. La curva de REFM está desplazada hacia la derecha, lo que indica un proceso predominantemente en las vías respiratorias».

CASO 9

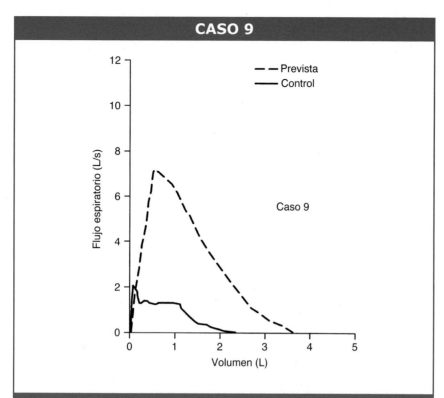

76 años   M   Peso: 77 kg   Estatura: 168 cm   IMC: 27.3 kg/m^2

Espirometría	Normal	Observado	% previsto
CVF (L)	3.69	2.44*	66
VEF$_1$ (L)	2.83	1.33*	47
VEF$_1$/CVF (%)	77	55*	
FEF$_{25-75}$ (L/s)	2.6	0.7*	
VVM (L/min)	112	30*	27

Preguntas

1. ¿Cuál es su estimación del grado de limitación?

2. ¿Cuál es la causa de la limitación?

3. ¿Hay algo inusual en los datos de la prueba?

4. ¿Hay algo inusual en la curva de flujo-volumen?

5. ¿Pediría alguna otra prueba?

CASO 9

Respuestas

1. Existe un grado moderadamente grave de limitación del flujo espiratorio.

2. Según los datos de las pruebas, la limitación es obstructiva.

3. La VVM reducida al 27% previsto es inferior a lo esperado con un VEF_1 del 47% previsto. En nuestro laboratorio, si la VVM es inferior a 30 veces el VEF_1, se interpreta como un indicio de 1) debilidad muscular, 2) obstrucción de las vías respiratorias centrales o 3) desempeño deficiente del paciente. En este caso, los técnicos observaron que el paciente hizo un buen esfuerzo.

4. La curva de flujo-volumen tiene flujos reducidos con una meseta en el flujo a aproximadamente 1.3 L/s sobre el 50% superior de la CVF. Lo anterior es típico de una lesión de las vías respiratorias centrales.

5. La prueba que debe solicitarse es un circuito de flujo-volumen inspiratorio. La curva espiratoria y el circuito inspiratorio correspondiente se reproducen en la figura siguiente como *líneas continuas*. Si los flujos inspiratorios están desproporcionadamente reducidos, por lo general comparados en el punto medio de la capacidad vital, esto sugiere una obstrucción extratorácica (de las vías respiratorias superiores) variable. En este caso, los flujos espiratorios son menores, lo que sugiere que el punto de limitación del flujo es intratorácico.

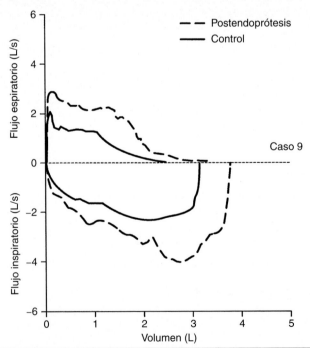

Se descubrió que el paciente tenía granulomatosis con poliangitis (antes llamada *granulomatosis de Wegener*). La broncoscopia mostró un estrechamiento de ambos bronquios principales y de varios bronquios lobulares, lo que provocó la anomalía característica en el circuito de flujo-volumen.

Con el paciente bajo anestesia general, se dilataron el bronquio principal izquierdo y el bronquio intermedio, y se colocaron endoprótesis en ambos. El bronquio principal derecho también fue dilatado. El circuito de flujo-volumen punteado de la figura anterior se obtuvo 1 mes después de este procedimiento, y aunque los flujos no son normales, han mejorado mucho.

Interpretación: «Estudio anómalo. Obstrucción moderada con capacidad vital reducida. No se puede descartar un proceso restrictivo sin la medición de los volúmenes pulmonares. La reducción de la VVM hace pensar en una obstrucción de las vías respiratorias superiores, una debilidad muscular o un desempeño deficiente. Los flujos inspiratorios están relativamente conservados, lo que sugiere que la limitación del flujo de aire es predominantemente intratorácica (vías respiratorias inferiores)».

CASO 10

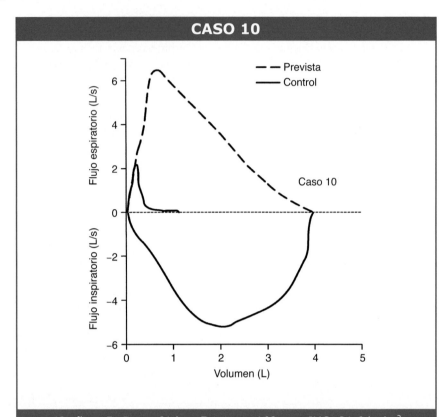

43 años F Peso: 61 kg Estatura: 168 cm IMC: 21.6 kg/m²			
	Normal	**Observado**	**% previsto**
Espirometría			
CVF (L)	3.71	1.22*	33
VEF$_1$ (L)	3.05	0.51*	17
VEF$_1$/CVF (%)	82	42*	
FEF$_{25-75}$ (L/s)	2.8	0.1*	
VVM (L/min)	111	40*	36
Volúmenes			
CPT (L)	5.34	6.07	114
VR/CPT (%)	31	32	103
DLCO (mL/min/mm Hg)	24	23	96

Comentarios y preguntas

El circuito inspiratorio se obtuvo tras una espiración lenta al VR. Esta capacidad vital lenta se utilizó para calcular el cociente VR/CPT. Esta mujer de 43 años de edad, con antecedentes de hábito tabáquico de 16 años-paquete, tuvo la reciente aparición de molestias en el tórax, disnea y sibilancias después de una enfermedad vírica, 3 semanas antes de este estudio.

1. ¿Qué características del circuito de flujo-volumen de control son inusuales?

2. ¿Hay alguna característica inusual en los datos del funcionamiento?

3. ¿Cuál puede ser el problema de la paciente?

4. ¿Hay algún procedimiento que usted pueda solicitar?

CASO 10

Respuestas

1. Las características más destacadas del circuito de flujo-volumen de control son las siguientes:

  a. La marcada reducción de los flujos y volúmenes espiratorios con flujos y volúmenes inspiratorios razonablemente normales, lo que sugiere una lesión intratorácica variable.

  b. La marcada diferencia entre la CVF espiratoria (1.2 L) y la capacidad vital inspiratoria (4.0 L).

2. Los valores espirométricos son típicos de una obstrucción grave. Un hallazgo inusual es la DLCO normal con este grado de obstrucción, pero que ocurre en ausencia de enfisema.

3. La aparición repentina de este grado de obstrucción y la marcada diferencia en los flujos y volúmenes inspiratorios y espiratorios sugieren una lesión de las vías respiratorias principales.

4. El procedimiento adecuado sería la obtención de imágenes del tórax, como la radiografía de tórax estándar o la tomografía computarizada, seguida de una broncoscopia.

La paciente tenía una radiografía de tórax anómala con crecimiento hiliar, y la broncoscopia reveló un gran carcinoma de células escamosas que casi ocluía la tráquea intratorácica (A). Se trató con terapia láser, tras lo cual los síntomas y el segundo circuito de flujo-volumen mejoraron (B). La radiación torácica y la quimioterapia posteriores condujeron a la desaparición del tumor, y la tercera espirometría fue normal, incluidos los flujos inspiratorios.

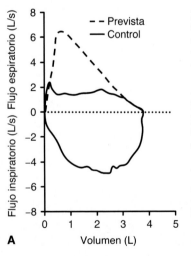
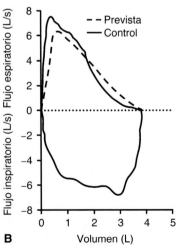

Interpretación: «Estudio anómalo. Obstrucción muy grave y capacidad vital espiratoria marcadamente reducida con volúmenes pulmonares y DLCO normales. Los flujos inspiratorios y la capacidad vital inspiratoria normales, con la capacidad vital y los flujos espiratorios notablemente reducidos, sugieren una obstrucción intratorácica variable (vías respiratorias centrales)».

CASO 11

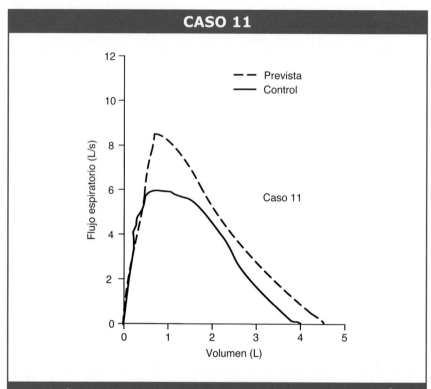

50 años M Peso: 73 kg Estatura: 173 cm IMC: 24.4 kg/m²			
Espirometría	**Normal**	**Observado**	**% previsto**
CVF (L)	4.61	4.02	87
VEF$_1$ (L)	3.69	3.23	88
VEF$_1$/CVF (%)	80	80	
FEF$_{25-75}$ (L/s)	3.4	3.0	88
VVM (L/min)	150	46*	31

Comentarios y preguntas

Este paciente se quejó de disnea al subir escaleras. No era fumador. Los resultados de la exploración cardíaca fueron negativos. La auscultación reveló cierta disminución de los ruidos respiratorios. Diecinueve años antes había tenido poliomielitis bulbar, de la que se recuperó completamente. No informó ninguna mejoría clínica después de que se le administrara un broncodilatador.

   1. ¿Cuál es su interpretación?

   2. ¿Hay algún otro procedimiento que usted ordenaría?

CASO 11

Respuestas

1. La curva de flujo-volumen y los resultados de la espirometría son normales. Sin embargo, hay una reducción considerable de la VVM. Esto podría reflejar una lesión de las vías respiratorias principales, un problema neuromuscular o un desempeño submáximo del paciente.

2. Dado que el técnico pensó que el paciente hizo un esfuerzo máximo en la VVM, debe pedir una curva de flujo-volumen inspiratoria, presiones respiratorias máximas, o ambas. Se obtuvo la primera (se muestra abajo) e indicó que el paciente tenía una obstrucción extratorácica (de las vías respiratorias superiores) variable grave con flujos inspiratorios inferiores a 1 L/s. La exploración otorrinolaringológica reveló una parálisis total de la cuerda vocal derecha y una parálisis parcial de la izquierda, lo que producía un estrechamiento del orificio durante la inspiración.

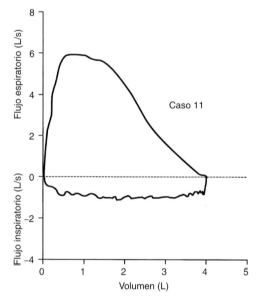

La clave para el diagnóstico fue la inexplicable reducción de la VVM con lo que parecía un buen esfuerzo. Con base en el VEF_1, se esperaría que la VVM fuera superior a 97 L/min (3.23×30). Por lo tanto, hay una reducción sorprendente. Si el circuito de flujo-volumen inspiratorio fuera normal, se pedirían las presiones respiratorias máximas.

Interpretación: «Estudio anómalo. La VVM se reduce intensamente de forma desproporcionada con respecto al VEF_1. Por lo demás, la espirometría es normal. Los flujos inspiratorios están muy reducidos, lo que es compatible con una obstrucción extratorácica (de las vías respiratorias superiores) variable».

CASO 12

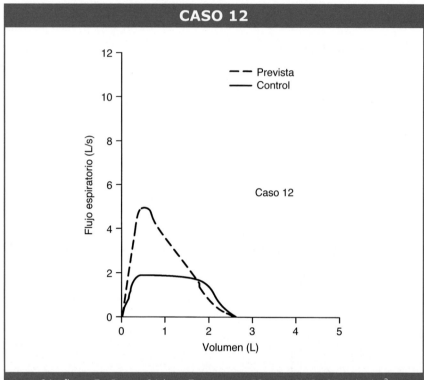

64 años   F   Peso: 64 kg   Estatura: 152 cm   IMC: 27.7 kg/m^2

Espirometría	Normal	Observado	% previsto	Posbronco-dilatación
CVF (L)	2.60	2.76	106	2.70
VEF$_1$ (L)	2.13	1.84	86	1.85
VEF$_1$/CVF (%)	82	67	82	69
FEF$_{25-75}$ (L/s)	2.2	2	91	
VVM (L/min)	87	27*	31	

Comentarios y preguntas

Esta mujer que no fuma consulta por la aparición gradual, a lo largo de 5 años, de disnea de esfuerzo, a menudo asociada con una respiración ruidosa.

1. ¿Cuál es su diagnóstico preliminar y cómo procedería?

CASO 12

Respuestas

1. Los antecedentes, la forma de la curva de flujo-volumen y la reducción aislada de la VVM sugieren una «lesión de las vías respiratorias principales». Se debe obtener un circuito de flujo-volumen (incluyendo los flujos inspiratorios), el cual se muestra en la siguiente figura.

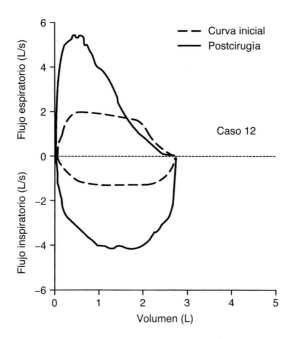

La paciente presentaba una estenosis subglótica idiopática que daba lugar a una lesión fija de las vías respiratorias principales. La estenosis fue extirpada quirúrgicamente y el circuito de flujo-volumen postoperatorio fue normal.

Interpretación: «Estudio anómalo. La VVM se reduce de forma notable. Aunque los resultados numéricos de la espirometría son, por lo demás, normales, los flujos espiratorios e inspiratorios máximos están igualmente reducidos en un patrón compatible con una obstrucción fija de las vías respiratorias».

CASO 13

Comentarios y preguntas

Este paciente es un hombre de 62 años de edad con un IMC de 35 kg/m². Es un roncador ruidoso con una enfermedad coronaria estable.

1. ¿Cómo interpretaría esta prueba?

2. ¿Hay alguna característica inusual?

3. ¿Qué importancia tiene?

62 años   M   Peso: 124.5 kg   Estatura: 188.5 cm   IMC: 35.0 kg/m²

	Previsto	Normal	Control	Porcentaje previsto	Posbronco-dilatación	Porcentaje de variación
Espirometría						
CVF (L)	5.53	4.69	5.08	92	5.53	+9
VEF$_1$ (L)	4.21	3.53	4.12	98	4.11	0
VEF$_1$/CVF (%)	76.2	67.0	81.2		74.3	−9
DLCO (mL/min/mm Hg)	29.7	21.7	29.8	100		

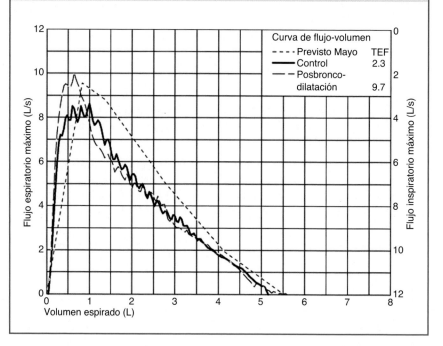

CASO 13

Respuestas

1. Los resultados numéricos de la espirometría y la DLCO son normales.

2. La curva de flujo-volumen tiene un «patrón en dientes de sierra».

3. Se cree que este patrón, con oscilaciones en forma de dientes de sierra que tienen una frecuencia más alta que la que se produce al toser, es causado por las oscilaciones del tejido excedente en las vías respiratorias superiores. Esto se observa en las personas que roncan. Entre los pacientes con este patrón, la apnea del sueño se observa con una frecuencia cerca de dos veces mayor que en los que no lo presentan. Vale la pena anotarlo como información para el clínico para una posible derivación a medicina del sueño si resulta clínicamente adecuado.

Interpretación: «Estudio anómalo. Los resultados numéricos de la espirometría y la DLCO son normales, y no hay respuesta al broncodilatador. Sin embargo, la configuración en dientes de sierra de la curva de flujo-volumen indica que hay tejido excedente en las vías respiratorias superiores. Esto se correlaciona con los ronquidos y puede ser un factor de predicción de la apnea obstructiva del sueño».

CASO 14

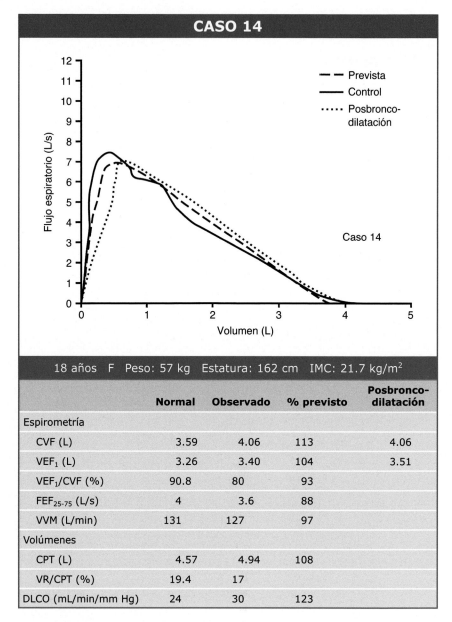

18 años   F   Peso: 57 kg   Estatura: 162 cm   IMC: 21.7 kg/m²

	Normal	Observado	% previsto	Posbronco-dilatación
Espirometría				
CVF (L)	3.59	4.06	113	4.06
VEF_1 (L)	3.26	3.40	104	3.51
VEF_1/CVF (%)	90.8	80	93	
$FEF_{25\text{-}75}$ (L/s)	4	3.6	88	
VVM (L/min)	131	127	97	
Volúmenes				
CPT (L)	4.57	4.94	108	
VR/CPT (%)	19.4	17		
DLCO (mL/min/mm Hg)	24	30	123	

Preguntas

1. ¿Cuál es su interpretación?

2. La paciente tenía antecedentes de «resfriados intensos» intermitentes, que solían durar 4-6 semanas con algunas sibilancias. Ha respondido en el pasado a ciclos de antibióticos o prednisona. ¿Hay algo más que deba hacerse?

CASO 14

Respuestas

1. La prueba es normal. Observe la DLCO alta-normal. Esto puede ser un signo sutil de asma subyacente.

2. Debido a los antecedentes, es probable que usted haya pedido una prueba de provocación con metacolina. La prueba fue fuertemente positiva después de una respiración de 25 mg/mL de metacolina.

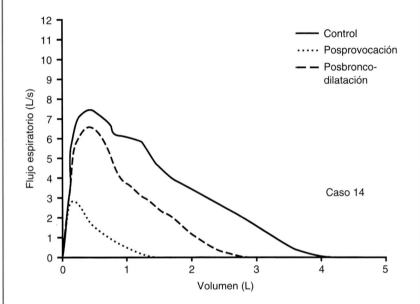

Este caso ilustra la importancia de tener en cuenta la reactividad de las vías respiratorias en el momento de la prueba. Cuando se hizo la primera prueba, las vías respiratorias estaban totalmente dilatadas y no había respuesta al broncodilatador. Por lo tanto, se requirió de metacolina para confirmar el diagnóstico. En algunas situaciones, las vías respiratorias pueden estar constreñidas de manera que un broncodilatador tendrá un mayor efecto. En este caso, el cociente VEF_1/CVF de control era del 80%; durante la provocación, con una reducción del 67% del VEF_1, el cociente seguía siendo del 76%. Esto demuestra que el cociente no siempre detecta la obstrucción de las vías respiratorias.

Interpretación: «La espirometría basal, los volúmenes pulmonares y la DLCO son normales sin respuesta inmediata al broncodilatador. La prueba de provocación con metacolina es positiva después de una respiración de 25 mg/mL de metacolina. Los flujos mejoran hacia los valores de referencia después de la administración del broncodilatador».

CASO 15

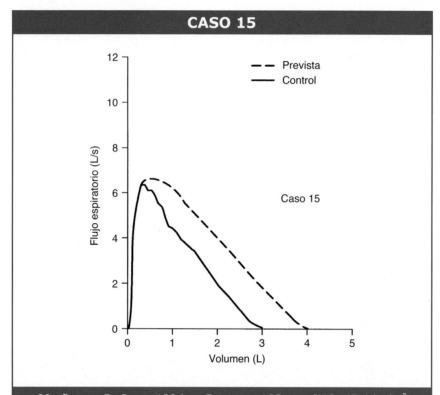

29 años F Peso: 129 kg Estatura: 165 cm IMC: 47.4 kg/m²			
	Normal	**Observado**	**% previsto**
Espirometría			
CVF (L)	3.94	3.06*	78
VEF$_1$ (L)	3.34	2.64*	79
VEF$_1$/CVF (%)	85	86	
FEF$_{25-75}$ (L/s)	3.4	2.8	85
VVM (L/min)	120	90	75
Volúmenes			
CPT (L)	5.18	4.23	82
VR/CPT (%)	24	28	117
DLCO (mL/min/mm Hg)	25	24	96

Preguntas

1. ¿Hay alguna limitación ventilatoria?

2. Con base en los datos proporcionados, ¿qué diagnóstico propondría?

3. ¿Hay algo inusual en esta paciente?

4. La paciente había fumado 8 cigarrillos diarios desde los 20 años de edad, 3.6 años-paquete. Informó episodios recurrentes de bronquitis con sibilancias y disnea, a veces tratados con antibióticos, esteroides o ambos. ¿Pediría alguna otra prueba?

CASO 15

Respuestas

1. La curva de flujo-volumen de control muestra una pequeña reducción de la capacidad vital con flujos relativamente normales, lo que es compatible con una leve limitación ventilatoria.

2. Las reducciones proporcionales de la CVF y el VEF_1, con una CPT y un cociente VEF_1/CVF normales, y una DLCO normal indican un *patrón inespecífico* (*véase* secc. 3E, p. 30).

3. La paciente es obesa y tiene un IMC de 47.4 kg/m^2 (normal, < 25 kg/m^2).

4. Con base en los antecedentes, la prueba de provocación con metacolina es un procedimiento razonable que debe solicitarse porque muchos pacientes con asma son diagnosticados con bronquitis.

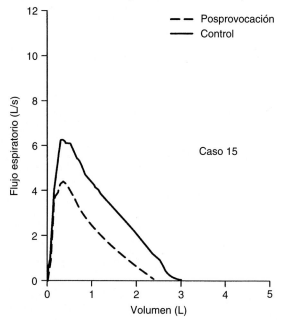

Como se muestra en la figura, la paciente tiene vías respiratorias reactivas con flujos reducidos tras la administración de la metacolina. El VEF_1 disminuyó en un 21%.

El diagnóstico entonces es «limitación ventilatoria leve con vías respiratorias reactivas, probablemente debida al asma». La obesidad puede contribuir, tanto por un efecto modesto en los volúmenes y flujos pulmonares como quizá por una mayor prevalencia de la reactividad de las vías respiratorias entre las personas obesas.

Interpretación: «Estudio anómalo. La CVF y el VEF_1 están ligeramente bajos en un patrón inespecífico, con una CPT y un cociente VEF_1/CVF normales. La DLCO es normal. La prueba de provocación con metacolina es positiva».

CASO 16

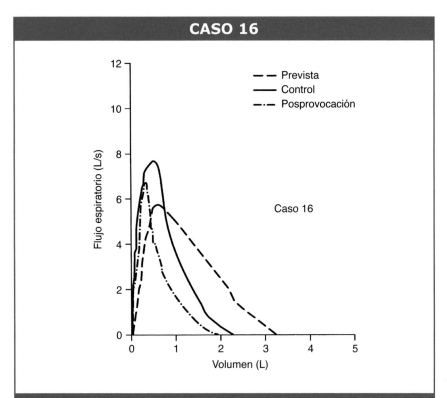

51 años   F   Peso: 83 kg   Estatura: 160 cm   IMC: 32.4 kg/m^2

	Normal	Observado	% previsto	Posprovocación
Espirometría				
CVF (L)	3.24	2.38*	73	1.98 (−17%)
VEF$_1$ (L)	2.67	1.96*	73	1.55 (−21%)
VEF$_1$/CVF (%)	82	83		78
FEF$_{25\text{-}75}$ (L/s)	2.6	2.1	80	
VVM (L/min)	101	83	82	
Volúmenes				
CPT (L)	4.9	4.06	83	
VR/CPT (%)	34	33	97	
DLCO (mL/min/mm Hg)	22	21	95	

Comentarios

Esta mujer de 51 años de edad tenía artritis reumatoide tratada con dosis bajas de prednisona. Nunca había fumado. Debido a los antecedentes de una reacción alérgica a un medicamento que produjo disnea leve y tos, se ordenó una prueba de provocación con metacolina.

El estudio de control se ajusta a nuestra definición de *patrón inespecífico* leve (*véase* secc. 3E, p. 30), con una reducción leve del VEF_1 y la CVF y una CPT y un cociente VEF_1/CVF normales. La DLCO normal no sugiere un problema parenquimatoso o vascular, como la fibrosis, aunque la curva de flujo-volumen sea bastante pronunciada. La paciente es obesa, con un IMC de 32.4 kg/m^2, lo que quizá explique la anomalía inespecífica.

A pesar del cociente VEF_1/CVF normal, la paciente tiene vías respiratorias reactivas con una disminución del VEF_1 del 21% tras la administración de la metacolina, asociada con tos y cierta opresión torácica. Así, en esta paciente, el *patrón inespecífico* se asocia tanto con la obesidad como con el asma.

Interpretación: «Estudio anómalo. La CVF y el VEF_1 están ligeramente reducidos en un patrón inespecífico, con una CPT y un cociente VEF_1/CVF normales. La DLCO es normal. La prueba de provocación con metacolina es positiva».

CASO 17

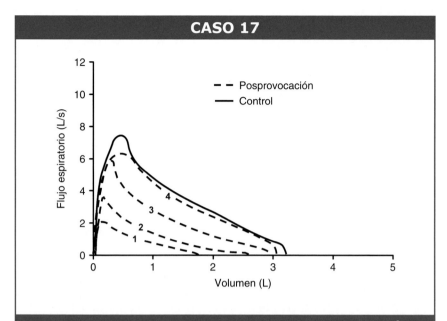

14 años   F   Peso: 50 kg   Estatura: 162 cm   IMC: 19.1 kg/m^2

	Normal	Observado	% previsto
Espirometría			
CVF (L)	3.28	3.28	100
VEF$_1$ (L)	2.9	2.93	101
VEF$_1$/CVF (%)	88	89	
FEF$_{25-75}$ (L/s)	3.5	3.1	88
VVM (L/min)	116	117	101
Volúmenes			
CPT (L)	4.5	4.3	96
VR/CPT (%)	19	21	
DLCO (mL/min/mm Hg)	23	23	100

Comentarios

Esta estudiante de 14 años de edad es remitida para evaluar sus síntomas respiratorios durante y después de los entrenamientos y partidos de fútbol.

Los datos de referencia son todos normales. Debido a los antecedentes de sibilancias intermitentes y disnea de la paciente, se realizó una prueba de provocación con metacolina. La paciente inhaló cinco respiraciones de la concentración más alta de metacolina y sus flujos disminuyeron rápidamente (curva 1), mientras que el VEF_1 disminuyó un 62%. A medida que se obtenían CVF repetidas, el grado de broncoespasmo disminuía de manera progresiva y, finalmente, el VEF_1 se reducía solo en un 14%, lo que suele considerarse un resultado negativo de la prueba. Sin embargo, en esta situación, parece claro que la paciente tiene vías respiratorias hiperreactivas. En este caso, el esfuerzo de inhalación hacia la CPT disminuyó el grado de broncoconstricción, la cual puede producirse durante una prueba de provocación con metacolina, aunque este es un ejemplo extremo. En la figura 5-5 (p. 52) se muestra el comportamiento más típico en un desafío de este tipo.

Observe también la parte terminal de la curva de flujo-volumen de control. A aproximadamente 3.2 L de volumen exhalado, el flujo disminuye de forma precipitada hasta llegar a cero. Como se muestra en la figura 2-6E (p. 14), dicha curva puede ser una variante normal, como en este caso. Con la broncoconstricción, esta característica se pierde, pero se vuelve a ver cuando disminuye la broncoconstricción.

Interpretación: «Prueba indeterminada de provocación con metacolina. La espirometría basal, los volúmenes pulmonares y la DLCO son normales. Tras la administración de la metacolina, se produjo un descenso inicial del 62% en el VEF_1, que mejoró en los esfuerzos posteriores hasta alcanzar el valor indicado. Esto no cumple con el criterio habitual para una provocación positiva, pero probablemente indique la hiperreactividad de las vías respiratorias».

CASO 18

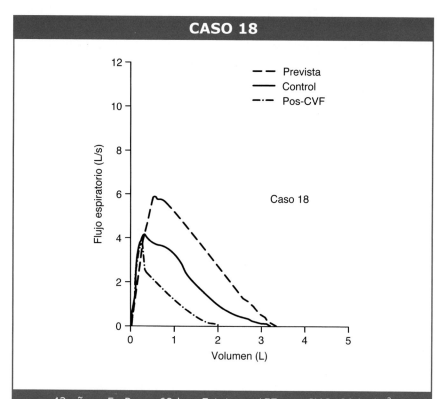

42 años F Peso: 69 kg Estatura: 157 cm IMC: 28 kg/m²				
	Normal	**Observado**	**% previsto**	**Pos-CVF**
Espirometría				
CVF (L)	3.32	3.34	101	2.11*
VEF₁ (L)	2.81	2.16*	77	1.46*
VEF₁/CVF (%)	85	65*		
FEF₂₅₋₇₅ (L/s)	5.9	4.2	71	
VVM (L/min)	106	41*	39	
Volúmenes				
CPT (L)	4.69	4.26	91	
VR/CPT (%)	1.37	0.92	67	
DLCO (mL/min/mm Hg)	23	18	77	

Comentarios

La curva de flujo-volumen de control y los datos son compatibles con una obstrucción leve de las vías respiratorias. Sin embargo, después de la maniobra de CVF de control, se desarrollaron sibilancias audibles y se obtuvo la curva pos-CVF. El VEF_1 se redujo en un 32%. Este es un ejemplo de broncoconstricción inducida por la CVF, que ocasionalmente ocurre en los pacientes con vías respiratorias hiperreactivas, como en el asma. La VVM se midió después de la maniobra de CVF y se redujo debido al broncoespasmo inducido.

Interpretación: «La espirometría de referencia es normal. Tras maniobras repetidas, el VEF_1 disminuyó un 32%, lo que indica un broncoespasmo inducido por la CVF, una manifestación de la hiperreactividad de las vías respiratorias».

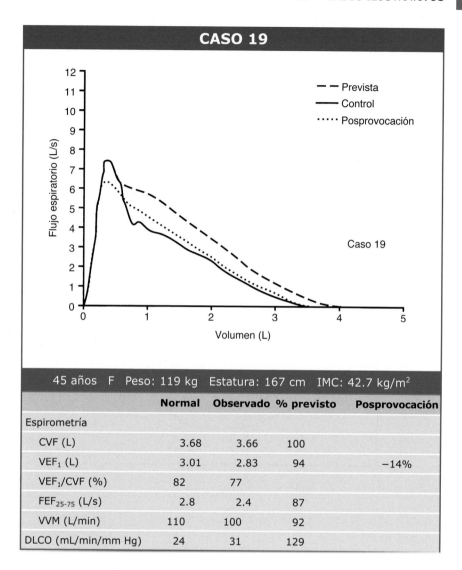

CASO 19

45 años   F   Peso: 119 kg   Estatura: 167 cm   IMC: 42.7 kg/m^2

	Normal	Observado	% previsto	Posprovocación
Espirometría				
CVF (L)	3.68	3.66	100	
VEF$_1$ (L)	3.01	2.83	94	−14%
VEF$_1$/CVF (%)	82	77		
FEF$_{25-75}$ (L/s)	2.8	2.4	87	
VVM (L/min)	110	100	92	
DLCO (mL/min/mm Hg)	24	31	129	

Comentarios y preguntas

Esta mujer de 45 años de edad estaba siendo tratada por hipertensión y refirió tos y sibilancias con el esfuerzo. La exploración física fue normal, excepto por una presión arterial de 160/96 mm Hg. Ninguno de sus medicamentos le estaba causando la tos. Tenga en cuenta la prueba de provocación con metacolina negativa.

1. ¿Qué puede ser importante de los datos anteriores?

2. ¿Pediría algún estudio adicional?

CASO 19

Respuestas

1. La paciente es obesa y tiene un IMC de 42.7 kg/m^2. La obesidad probablemente explica el aumento de la DLCO porque la prueba fue negativa para el asma.

2. Se ordenó una prueba de esfuerzo y se obtuvieron los circuitos de flujo-volumen. Tanto en reposo como durante el ejercicio, como se muestra a continuación, la paciente respiró muy cerca del VR y en la rama espiratoria de su curva de flujo-volumen máximo.

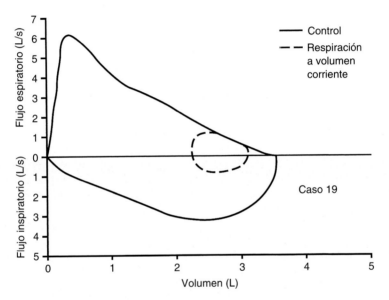

En los pacientes obesos a menudo se observa la respiración en la curva de flujo-volumen y produce sibilancias espiratorias causadas por la compresión de las vías respiratorias. Si intenta respirar cerca del VR, también podrá tener sibilancias. A esto lo denominamos *seudoasma*, y suele estar asociado con la obesidad.

Interpretación: «Prueba negativa de provocación con metacolina. La espirometría de referencia y la DLCO son normales. La disminución del VEF$_1$ tras la administración de la metacolina es compatible con la capacidad de respuesta normal de las vías respiratorias. La respiración a volumen corriente durante el ejercicio muestra una respiración cercana al VR y una limitación del flujo espiratorio durante la mayor parte de la fase espiratoria».

CASO 20

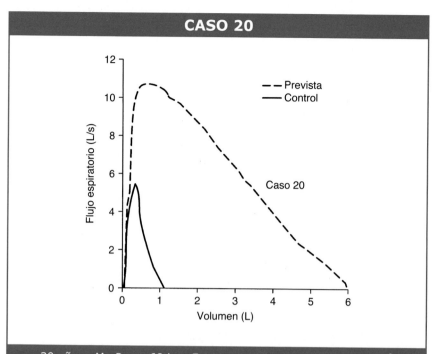

30 años M Peso: 68 kg Estatura: 186 cm IMC: 19.7 kg/m²			
	Normal	**Observado**	**% previsto**
Espirometría			
CVF (L)	6.01	1.12*	19
VEF$_1$ (L)	4.89	1.04*	21
VEF$_1$/CVF (%)	81	93	
FEF$_{25-75}$ (L/s)	4.6	2.2*	48
VVM (L/min)	190	81*	43
Volúmenes			
CPT (L)	7.45	2.09*	28
VR/CPT (%)	19	44*	232
DLCO (mL/min/mm Hg)	35	9*	26

Preguntas

1. ¿Cuál es su impresión inicial de la curva de flujo-volumen?

2. ¿Los datos confirman su impresión inicial?

3. ¿Estos resultados podrían ser producto de la obesidad o una deformación grave de la pared torácica?

CASO 20

Respuestas

1. La impresión inicial es de una limitación ventilatoria muy grave sobre un proceso restrictivo, debido a las marcadas disminuciones de la CPT y la CVF y a la pronunciada pendiente de la curva de flujo-volumen (cerca de 7 L/s por litro). Además, el cociente VEF_1/CVF es elevado.

2. La muy baja CPT sustenta la idea de un proceso restrictivo como causa de la limitación. Además, la marcada reducción de la DLCO sugiere una enfermedad del parénquima pulmonar. De hecho, este hombre tenía una fibrosis intersticial grave de causa desconocida. También presentaba una cardiopatía pulmonar. Su saturación de oxígeno en reposo era del 95% y disminuía al 85% al subir unas cuantas escaleras.

3. Aunque la obesidad extrema puede reducir la CPT, probablemente no lo haga a este grado. Además, en la obesidad cabría esperar una DLCO normal o aumentada. Del mismo modo, una deformidad torácica grave no debería asociarse con este grado de reducción de la DLCO.

Interpretación: «Estudio anómalo. Las reducciones muy intensas de los volúmenes pulmonares y la reducción tan fuerte asociada de la DLCO sugieren un proceso restrictivo del parénquima pulmonar».

CASO 21

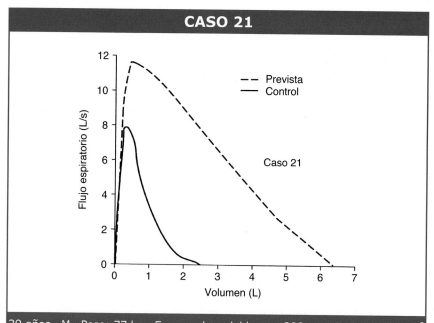

39 años M Peso: 77 kg Envergadura del brazo: 200 cm IMC: 19.3 kg/m²			
	Normal	**Observado**	**% previsto**
Espirometría			
CVF (L)	6.32	2.37*	38
VEF$_1$ (L)	5	1.94*	39
VEF$_1$/CVF (%)	79	82	
FEF$_{25-75}$ (L/s)	4.4	2.6*	59
VVM (L/min)	186	121*	65
Volúmenes			
CPT (L)	7.94	3.62*	46
VR/CPT (%)	20	33	165
DLCO (mL/min/mm Hg)	39	19*	50

Preguntas

1. ¿Cómo clasificaría la curva de flujo-volumen?

2. ¿Cuál es su interpretación tras revisar los resultados de las pruebas?

3. ¿Cuál es el diagnóstico?

CASO 21

Respuestas

1. La curva de flujo-volumen puede describirse como una limitación ventilatoria grave, y la pendiente de la curva sugiere un componente restrictivo.

2. La CPT muy reducida confirma la presencia de un defecto restrictivo. Además, la DLCO disminuida de forma moderada sugiere una anomalía del parénquima. Por lo tanto, se trata de una limitación ventilatoria grave con base en un proceso restrictivo con una capacidad de difusión alterada que sugiere una anomalía parenquimatosa.

3. Observe que se utilizó la envergadura del brazo para predecir los valores normales del paciente, quien tiene una escoliosis idiopática marcada con áreas de compresión pulmonar. El uso de la estatura habría subestimado la gravedad de su problema, como se ve a continuación.

   La segunda curva de flujo-volumen que aparece a continuación muestra la curva del paciente comparada con la curva prevista para su estatura real de 167.6 cm. Ahora, la CVF es del 54% de lo previsto frente al 38%, y el VEF_1 muestra una diferencia similar. La cuestión es que los técnicos deben medir la envergadura del brazo y emplearla para predecir los valores normales de los pacientes con deformidades de la columna vertebral. También debe usarse la envergadura del brazo en los pacientes que no pueden mantenerse erguidos o que están en una silla de ruedas.

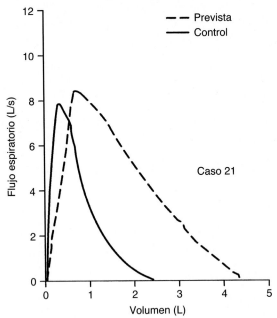

Interpretación: «Restricción grave con una DLCO moderadamente reducida, compatible con un proceso del parénquima pulmonar (se usó la envergadura del brazo para calcular los valores de referencia)».

CASO 22

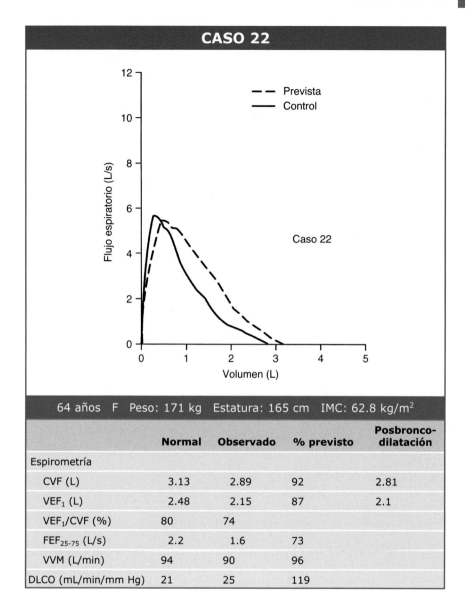

64 años   F   Peso: 171 kg   Estatura: 165 cm   IMC: 62.8 kg/m^2

	Normal	Observado	% previsto	Posbronco-dilatación
Espirometría				
CVF (L)	3.13	2.89	92	2.81
VEF$_1$ (L)	2.48	2.15	87	2.1
VEF$_1$/CVF (%)	80	74		
FEF$_{25-75}$ (L/s)	2.2	1.6	73	
VVM (L/min)	94	90	96	
DLCO (mL/min/mm Hg)	21	25	119	

Preguntas

1. ¿Cómo interpretaría esta prueba?

CASO 22

Respuestas

1. El contorno de la curva de flujo-volumen puede sugerir una obstrucción de las vías respiratorias en el límite de la normalidad, pero en realidad es normal a esta edad, al igual que el cociente VEF_1/CVF. La CVF normal hace que la restricción sea muy poco probable. El elevado IMC de la paciente podría hacer esperar una anomalía en la espirometría, pero invariablemente no es el caso. Observe el leve aumento en la DLCO.

Este caso ilustra que, incluso en los pacientes de edad avanzada, la obesidad mórbida (el IMC es de 62.8 kg/m^2) no tiene necesariamente un efecto adverso en la función pulmonar.

Interpretación: «Espirometría y DLCO normales sin respuesta inmediata al broncodilatador».

CASO 23

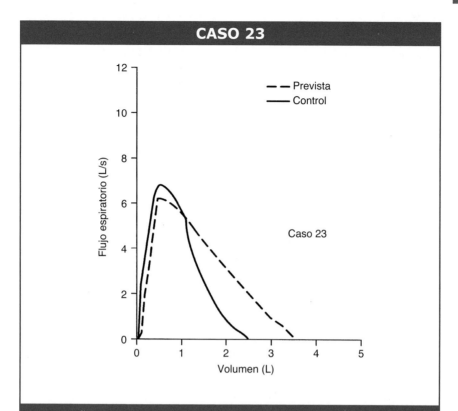

49 años   F   Peso: 72 kg   Estatura: 168 cm   IMC: 25.5 kg/m²

	Normal	Observado	% previsto
Espirometría			
CVF (L)	3.55	2.43	68
VEF$_1$ (L)	2.89	2.20	76
VEF$_1$/CVF (%)	81	91	
FEF$_{25-75}$ (L/s)	2.7	3.3	123
VVM (L/min)	106	92	87
Volúmenes			
CPT (L)	5.31	4.39	83
VR/CPT (%)	33	36	109
DLCO (mL/min/mm Hg)	23	14*	61

Comentarios y preguntas

La paciente acudió a consulta por su disnea al subir un nivel de escaleras. Nunca había fumado. Tuvo un engrosamiento de la piel y rigidez y dolor en las articulaciones.

1. ¿Qué sugiere la curva de flujo-volumen?

2. Teniendo en cuenta los resultados de las pruebas, ¿cuál es su interpretación final (observe que, durante los últimos 3 años, la CPT, la CVF y la DLCO han disminuido de forma gradual)?

CASO 23

Respuestas

1. La pérdida del área bajo la curva normal sugiere una leve limitación ventilatoria. La pendiente bastante pronunciada de la curva de flujo-volumen sugiere un proceso restrictivo o un proceso inespecífico, según la CPT.

2. La CPT baja-normal no califica del todo como un patrón restrictivo, pero puede llevar a sospechar uno. La mejor interpretación es la de una leve limitación ventilatoria inespecífica asociada con una capacidad de difusión reducida.

La paciente tiene esclerodermia con una fibrosis intersticial mínima mostrada por la radiografía, lo que explica la reducción de la DLCO y probablemente la pendiente pronunciada de la curva de flujo-volumen. La fibrosis y los cambios en la piel del tórax de la esclerodermia pueden disminuir la CPT, aunque no de forma significativa en este caso.

Interpretación: «Estudio anómalo. La DLCO está de leve a moderadamente reducida, lo que es compatible con un proceso pulmonar parenquimatoso o vascular. Los volúmenes pulmonares de bajos a normales hacen pensar en un proceso restrictivo».

CASO 24

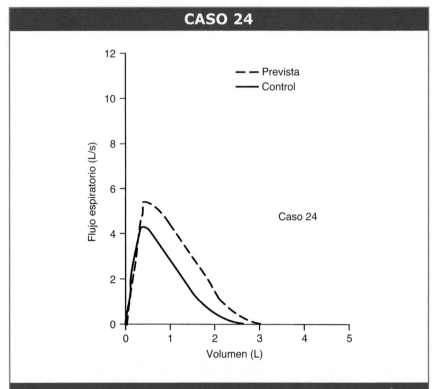

73 años   F   Peso: 68 kg   Estatura: 162 cm   IMC: 25.9 kg/m²

	Normal	Observado	% previsto
Espirometría			
CVF (L)	3.19	2.72	85
VEF$_1$ (L)	2.33	1.83	79
VEF$_1$/CVF (%)	79	67	
FEF$_{25\text{-}75}$ (L/s)	1.9	1.7	89
VVM (L/min)	88	81	92
DLCO (mL/min/mm Hg)	18	9.4*	52

Comentarios y preguntas

Esta mujer de 73 años de edad consulta por presentar tos durante 2 meses. La tos había comenzado después de una enfermedad similar a la gripe. No era fumadora. Negó tener sibilancias y disnea. En la exploración, sus pulmones estaban limpios. Tenía un soplo precordial holosistólico áspero de grado 4/6.

1. ¿Cómo interpretaría esta prueba (la paciente no mostró ninguna respuesta al broncodilatador inhalado)?

2. ¿Cuál podría ser la causa de su problema?

CASO 24

Respuestas

1. Con base en la comparación de áreas, se sugiere una leve limitación ventilatoria de carácter inespecífico, con el cociente VEF_1/CVF en el rango normal. La capacidad de difusión moderadamente reducida es compatible con un proceso restrictivo causado por una anomalía del parénquima pulmonar, pero esto no puede confirmarse debido a que no hay una medición de la CPT.

2. El fuerte soplo era la pista clave. Su radiografía de tórax mostraba un patrón intersticial (fácilmente confundible con fibrosis), pequeños derrames pleurales bilaterales y cardiomegalia. Un ecocardiograma mostró una fracción de eyección ventricular izquierda reducida y una insuficiencia mitral grave. Con el tratamiento para la insuficiencia cardíaca congestiva, su tos desapareció y perdió 5.5 kg. A continuación, se obtuvo la siguiente curva de flujo-volumen. Esta era totalmente normal, y la capacidad de difusión también se normalizó.

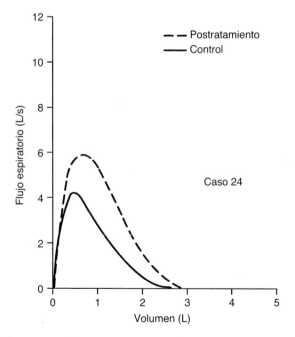

La insuficiencia cardíaca congestiva puede presentarse con tos o disnea como síntomas aislados. La prueba de función pulmonar puede simular un proceso restrictivo causado por la congestión linfática y el edema perivascular y peribronquial. En otros casos, la espirometría y la curva de flujo-volumen pueden sugerir una obstrucción. Esto puede ser muy marcado y presentarse como «asma cardíaca».

Interpretación: «Estudio anómalo. La DLCO está moderadamente reducida, lo que es compatible con un proceso pulmonar vascular o parenquimatoso. Los resultados de la espirometría están en el rango bajo-normal. La espirometría y la DLCO posteriores son normales».

CASO 25

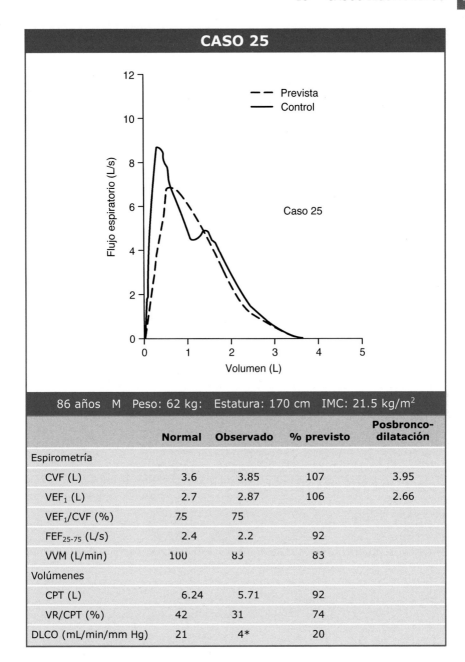

86 años   M   Peso: 62 kg: Estatura: 170 cm   IMC: 21.5 kg/m^2

	Normal	Observado	% previsto	Posbronco-dilatación
Espirometría				
CVF (L)	3.6	3.85	107	3.95
VEF$_1$ (L)	2.7	2.87	106	2.66
VEF$_1$/CVF (%)	75	75		
FEF$_{25\text{-}75}$ (L/s)	2.4	2.2	92	
VVM (L/min)	100	83	83	
Volúmenes				
CPT (L)	6.24	5.71	92	
VR/CPT (%)	42	31	74	
DLCO (mL/min/mm Hg)	21	4*	20	

Comentarios y preguntas

Se trata de un caso de reducción aislada de la DLCO.

1. ¿Cuál podría ser la causa de este hallazgo?

2. ¿Tiene algún significado el contorno de la curva de flujo-volumen?

CASO 25

Respuestas

1. Un esfuerzo deficiente o problemas con el equipo podrían causar este bajo valor de la DLCO. Sin embargo, la prueba se repitió en una unidad diferente y el resultado no se modificó. El paciente no estaba anémico, pero una anemia grave podría contribuir a una DLCO reducida. Las pruebas no tenían indicios de enfisema. La radiografía de tórax mostró un extenso infiltrado intersticial fino que se cree que representa un cáncer metastásico. El cociente VR/CPT ligeramente reducido podría reflejar un proceso restrictivo temprano, pero en esencia los volúmenes y los resultados de la espirometría son normales.

2. La muesca en la curva de flujo-volumen no se observó en otros esfuerzos y no tiene importancia.

   Interpretación: «Estudio anómalo. La DLCO está muy reducida, lo que es compatible con un trastorno pulmonar vascular o parenquimatoso. La espirometría y los volúmenes pulmonares son normales».

CASO 26

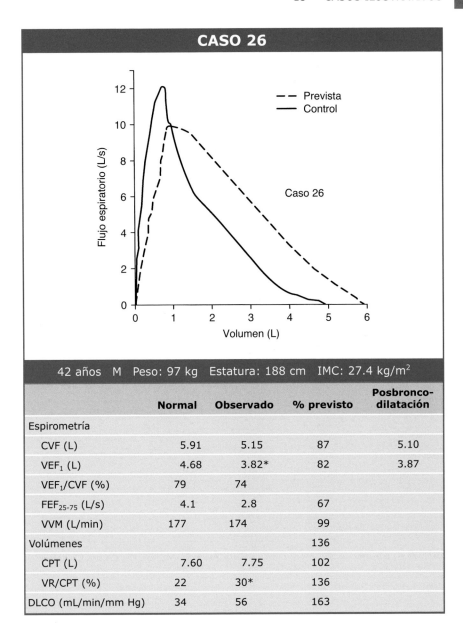

42 años   M   Peso: 97 kg   Estatura: 188 cm   IMC: 27.4 kg/m²

	Normal	Observado	% previsto	Posbronco-dilatación
Espirometría				
CVF (L)	5.91	5.15	87	5.10
VEF₁ (L)	4.68	3.82*	82	3.87
VEF₁/CVF (%)	79	74		
FEF₂₅₋₇₅ (L/s)	4.1	2.8	67	
VVM (L/min)	177	174	99	
Volúmenes			136	
CPT (L)	7.60	7.75	102	
VR/CPT (%)	22	30*	136	
DLCO (mL/min/mm Hg)	34	56	163	

Comentarios y preguntas

El paciente es fumador.

1. ¿Cómo interpreta este estudio?

2. ¿Qué es particularmente inusual y cuál podría ser la causa?

CASO 26

Respuestas

1. La curva de flujo-volumen sugiere una obstrucción leve de las vías respiratorias. La reducción del VEF_1 es compatible con esta impresión, incluso con el cociente VEF_1/CVF normal.

2. Lo inusual es el notable aumento de la DLCO. Este incremento puede producirse en el asma, la obesidad, la falta de reposo, la hemorragia pulmonar y la policitemia. El paciente tenía una comunicación interauricular con una derivación de izquierda a derecha importante. Esto produjo un aumento de la volemia capilar pulmonar y, por lo tanto, la DLCO elevada.

Interpretación: «Estudio anómalo. La DLCO está notablemente aumentada. En ausencia de asma, obesidad o falta de reposo, esto puede deberse a una policitemia, una derivación de izquierda a derecha o una hemorragia pulmonar. La espirometría muestra una leve reducción inespecífica del VEF_1 con un cociente VEF_1/CVF y una CPT normales. No hay respuesta inmediata al broncodilatador».

CASO 27

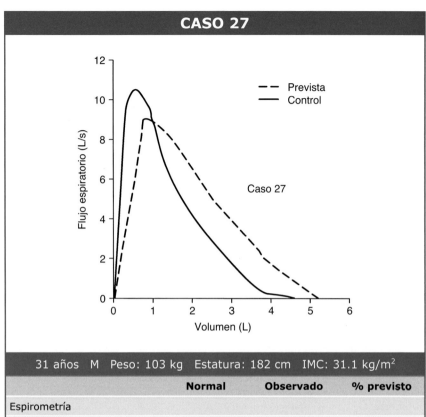

31 años   M   Peso: 103 kg   Estatura: 182 cm   IMC: 31.1 kg/m^2

	Normal	Observado	% previsto
Espirometría			
CVF (L)	5.23	4.43	85
VEF$_1$ (L)	4.12	3.48	84
VEF$_1$/CVF (%)	79	78	
FEF$_{25-75}$ (L/s)	3.6	2.6	73
VVM (L/min)	158	137	87
Volúmenes			
CPT (L)	7.11	7.38	104
VR/CPT (%)	27	36*	
DLCO (mL/min/mm Hg)	33	26	79
Saturación de O$_2$ (%)			
Reposo	96	90*	
Ejercicio	96	85*	

Preguntas

1. ¿Hay algo en los datos que explique la desaturación del paciente?

2. ¿Usted puede descartar algunas causas posibles?

CASO 27

Respuestas

1. Nada en los datos indica la causa de la desaturación del paciente. El leve aumento del cociente VR/CPT no es útil.

2. La curva de flujo-volumen muestra una limitación ventilatoria en el límite de la normalidad, pero nada indica la causa del problema. La CPT y la DLCO descartan efectivamente una enfermedad del parénquima pulmonar. El paciente tiene una obesidad leve (el IMC es de 31.1 kg/m^2), pero el peso no es lo suficientemente grave como para causar este problema.

El paciente tenía una hepatopatía avanzada con pequeñas derivaciones intratorácicas de derecha a izquierda, las cuales causaban la desaturación. El paciente presentaba ortodesoxia, es decir, su saturación disminuía cuando pasaba de la posición de decúbito supino a la bipedestación. Se sometió a un trasplante de hígado, el cual tuvo éxito, y la desaturación se eliminó.

Interpretación: «Estudio anómalo. La saturación de oxígeno se reduce en reposo y disminuye aún más durante el ejercicio. La espirometría, los volúmenes pulmonares y la DLCO son normales, aparte de un VR ligeramente aumentado que puede ser resultado de una obstrucción muy leve o de una limitación de la pared torácica».

CASO 28

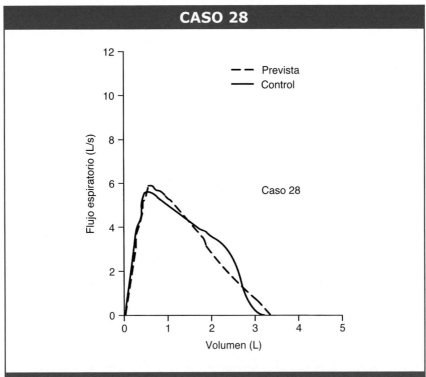

Caso 28

| 45 años   F   Peso: 60 kg   Estatura: 157 cm   IMC: 24.3 kg/m² ||||||

Espirometría	Normal	Observado	% previsto	Posbronco-dilatación
CVF (L)	3.44	3.96	115	4.0
VEF$_1$ (L)	2.84	2.98	105	
VEF$_1$/CVF (%)	82	75		
FEF$_{25-75}$ (L/s)	2.7	3.51	130	
VVM (L/min)	106	122	115	

Comentarios y preguntas

Una mujer de 45 años de edad había notado disnea al caminar de forma apresurada sobre una superficie plana o al subir escaleras durante los últimos 1 o 2 años. También tenía una ligera debilidad en los miembros superiores.

1. ¿Cuál es su interpretación de esta prueba?

2. ¿Pediría alguna otra prueba?

CASO 28

Respuestas

1. Los resultados de la espirometría fueron normales, incluyendo la VVM y la curva de flujo-volumen.

2. ¿Usted pidió mediciones de la presión respiratoria máxima? La disnea inexplicable y la debilidad muscular leve deben alertar sobre la posibilidad de un trastorno neuromuscular.

	Normal	Observada	Porcentaje normal
PI$_{máx}$ (cm H$_2$O)	−70	−26*	37
PE$_{máx}$ (cm H$_2$O)	135	90*	67

Las presiones respiratorias máximas se reducen en ambos casos, las inspiratorias más que las espiratorias. La exploración neurológica y la electromiografía confirmaron el diagnóstico de esclerosis lateral amiotrófica. Este es un ejemplo de disnea causada por una debilidad muscular que aparece en un momento en el que los resultados de la espirometría, incluida la VVM, seguían siendo normales.

Interpretación: «Estudio anómalo. Las presiones respiratorias máximas están reducidas, lo que es compatible con la debilidad neuromuscular (en particular, la presión inspiratoria). Por lo demás, la espirometría es normal, incluida la VVM».

CASO 29

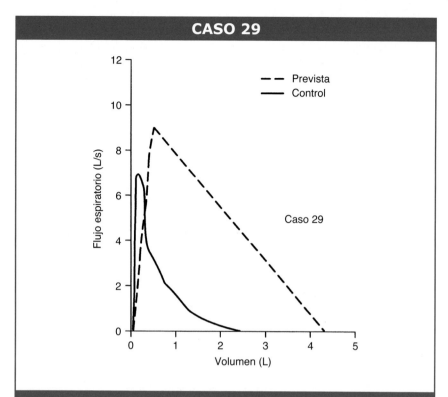

68 años M Peso: 102 kg Estatura: 188 cm IMC: 28.9 kg/m²			
	Normal	**Observado**	**% previsto**
Espirometría			
CVF (L)	4.36	2.43*	56
VEF$_1$ (L)	3.05	1.59*	52
VEF$_1$/CVF (%)	70	66	
FEF$_{25-75}$ (L/s)	2.7	0.7*	26
VVM (L/min)	117	07*	75
Volúmenes			
CPT (L)	7.84	4.95*	63
VR/CPT (%)	44	51	116
DLCO (mL/min/mm Hg)	36	28	78

Comentarios y preguntas

1. Este hombre de 68 años de edad recientemente había notado que le faltaba el aire al acostarse. Dormía mejor en un sillón reclinable. Negó tener disnea al caminar o subir escaleras. Había sido un fumador empedernido, pero lo dejó hace 15 años.

2. ¿Cuál es su impresión inicial de la curva de flujo-volumen?

3. ¿Los resultados de las pruebas coinciden con su evaluación inicial?

4. ¿Hay alguna otra prueba que pueda pedir?

CASO 29

Respuestas

1. La curva de flujo-volumen sugiere una limitación ventilatoria moderada que, con base en la reducción de la CPT y la CVF, parece ser de naturaleza restrictiva. La forma de la curva de flujo-volumen y el cociente VEF_1/CVF bajo-normal plantean también la posibilidad de un componente obstructivo.

2. Los resultados de las pruebas no proporcionan un diagnóstico. El IMC de 28.9 kg/m^2 no es suficiente para explicar que el componente restrictivo se deba a la obesidad. La DLCO relativamente normal es un argumento en contra de la enfermedad pulmonar intersticial.

3. La intolerancia del paciente a estar acostado sugirió una parálisis diafragmática. El médico ordenó una ecografía diafragmática, la cual confirmó esta impresión. El médico también solicitó una curva de flujo-volumen en decúbito supino. Observe la marcada reducción de los volúmenes y flujos obtenidos en esta posición.

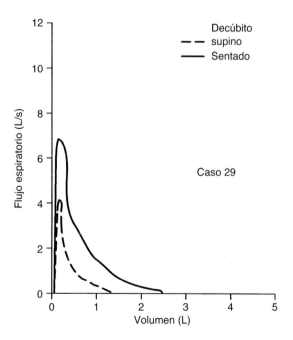

4. El médico, asimismo, ordenó mediciones de la presión respiratoria máxima:

La $PE_{máx}$ era de 215 cm H_2O (normal, 200 cm H_2O).

La $PI_{máx}$ era de -36 cm H_2O (normal, -103 cm H_2O).

Estos datos son compatibles con la parálisis diafragmática. En resumen, los síntomas de este paciente eran atribuibles a la restricción sin indicios de enfermedad intersticial. La evaluación posterior apuntaba a una forma de debilidad, que finalmente se identificó como parálisis diafragmática.

Interpretación: «Estudio anómalo. Un proceso restrictivo está indicado por las reducciones de leves a moderadas de la CPT y la CVF. No hay indicios definitivos de obstrucción. La DLCO está en el rango bajo-normal, lo que sugiere una causa extraparenquimatosa de restricción. La disminución de la capacidad vital en posición de decúbito supino y la baja presión inspiratoria máxima sugieren debilidad de los músculos inspiratorios (p. ej., el diafragma). La presión espiratoria máxima es normal».

CASO 30

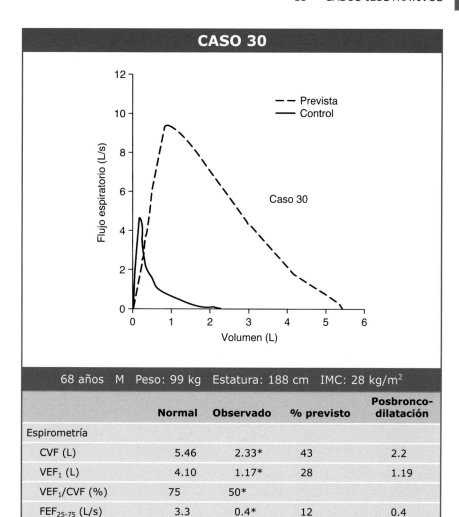

68 años M Peso: 99 kg Estatura: 188 cm IMC: 28 kg/m²			
	Normal	**Observado**	**% previsto**	**Posbronco-dilatación**
Espirometría			
CVF (L)	5.46	2.33*	43	2.2
VEF₁ (L)	4.10	1.17*	28	1.19
VEF₁/CVF (%)	75	50*		
FEF₂₅₋₇₅ (L/s)	3.3	0.4*	12	0.4
VVM (L/min)	145	50*	34	
Volúmenes			
CPT (L)	7.69	4.74*	62	
VR/CPT (%)	29	46*	159	
DLCO (mL/min/mm Hg)	28	17*	60	

Preguntas

1. ¿Cómo interpretaría los resultados?

CASO 30

Respuestas

1. Existe una limitación ventilatoria muy grave de carácter mixto obstructivo-restrictivo. La restricción se refleja en la disminución de leve a moderada de la CPT. La obstrucción se refleja en el VEF_1 muy reducido. El grado de obstrucción es moderado (*véase* cap. 3, secc. 3F, p. 33). Hay una reducción de leve a moderada de la capacidad de difusión.

El paciente tenía una enfermedad pulmonar obstructiva y había sido sometido a una neumonectomía izquierda 10 años antes debido a un cáncer de pulmón de células escamosas, lo que causó el componente restrictivo. Teniendo en cuenta esto, la DLCO está relativamente bien conservada.

Interpretación: «Estudio anómalo. Proceso de naturaleza mixta obstructivo-restrictivo muy grave. La reducción de la CPT sugiere la restricción de leve a moderada. La disminución desproporcionada del VEF_1 con un cociente VEF_1/CVF reducido indica una obstrucción moderada superpuesta. No hay respuesta inmediata al broncodilatador. La DLCO está de leve a moderadamente reducida, lo que es compatible con un proceso pulmonar vascular o parenquimatoso o con anemia».

CASO 31

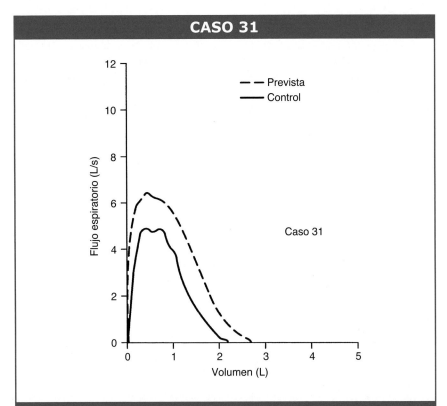

40 años F Peso: 97 kg Estatura: 157 cm IMC: 39.4 kg/m^2			
	Normal	**Observado**	**% previsto**
Espirometría			
CVF (L)	3.32	2.14*	64
VEF$_1$ (L)	2.59	1.94*	75
VEF$_1$/CVF (%)	77	90	
FEF$_{25-75}$ (L/s)	3.07	2.72	89
VVM (L/min)	107	79	74
Volúmenes			
CPT (L)	4.65	4.02	86
VR/CPT (%)	32	35	109

Comentarios y preguntas

La paciente refirió antecedentes de 4 años de episodios de disnea. Normalmente, tenía tos nocturna no productiva y se despertaba con disnea pero sin sibilancias. Las crisis remitían en 1 o 2 días, y ella no sabía qué las desencadenaba. No era fumadora. Los resultados de la exploración física no fueron notables: sus pulmones estaban limpios y su corazón era normal.

1. ¿Cuál es su interpretación de esta prueba?

2. ¿Cuál cree que sea el problema?

3. ¿Pediría algún otro procedimiento?

CASO 31

Respuestas

1. La reducción proporcional de la CVF y el VEF_1 con un cociente VEF_1/CVF normal sugiere un proceso restrictivo. Sin embargo, la CPT normal descarta la restricción. Por lo tanto, la paciente tiene un *patrón inespecífico*.

2. Como se ha constatado anteriormente, un cociente VEF_1/CVF normal no descarta la obstrucción. Debido a la naturaleza nocturna de los síntomas de la paciente, usted podría haber sospechado de asma o reflujo y aspiración.

3. Si ha pedido un broncodilatador, ha acertado. Como se puede ver en las curvas de flujo-volumen de abajo, la curva posbroncodilatación es normal. El VEF_1 aumentó un 25%.

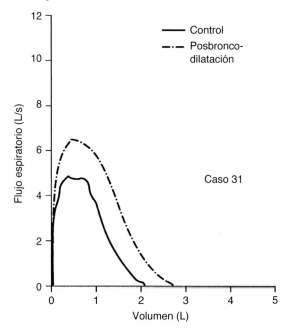

Este caso refuerza varios puntos:

No todas las personas asmáticas tienen sibilancias.

El asma suele ser un trastorno nocturno.

El exceso de peso de la paciente (IMC de 39.4 kg/m^2) puede haber contribuido al patrón inespecífico.

Este es otro ejemplo de que el cociente VEF_1/CVF no es un indicador infalible de obstrucción.

Las dos curvas de flujo-volumen realmente muestran un desplazamiento paralelo, como se observa a menudo en el asma leve. En estos casos, el cociente VEF_1/CVF no disminuye sino hasta que se desarrolla una obstrucción más grave.

Interpretación: «Estudio anómalo. La CVF y el VEF_1 están ligeramente reducidos en un patrón inespecífico, con una CPT y un cociente VEF_1/CVF normales. Ambos se normalizan tras la administración del broncodilatador, lo que indica un trastorno obstructivo reversible».

CASO 32

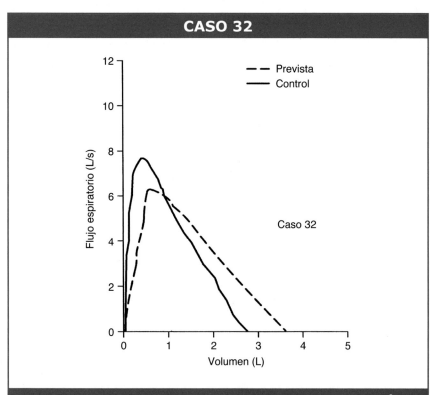

22 años   F   Peso: 53 kg   Estatura: 152 cm   IMC: 22.9 kg/m^2

	Normal	Observado	% previsto	Posbronco-dilatación
Espirometría				
CVF (L)	3.63	2.83*	78	2.65
VEF$_1$ (L)	3.21	2.58*	81	2.49
VEF$_1$/CVF (%)	88	92		
FEF$_{25-75}$ (L/s)	3.7	3.8	103	
VVM (L/min)	118	88	75	
Volúmenes				
CPT (L)	4.45	3.6	81	
VR/CPT (%)	18	22	122	
DLCO (mL/min/mm Hg)	24	23	93	

Comentarios y preguntas

Esta mujer de 22 años de edad fue atendida debido a una masa en la garganta que interfería con la deglución, así como debido a ansiedad. Señaló incidentalmente que a veces le faltaba el aire, pero negó que tuviera sibilancias. Los resultados de la exploración física fueron negativos.

1. ¿Cómo interpretaría la curva de flujo-volumen y los datos de la prueba?

2. ¿Hay algún otro procedimiento que usted pediría?

CASO 32

Respuestas

1. La CVF y el VEF_1 ligeramente reducidos con una CPT y un cociente VEF_1/CVF normales indican un patrón inespecífico. No hay respuesta al broncodilatador y hay una DLCO normal. Se midió la resistencia de las vías respiratorias y esta fue normal.

2. Como los resultados de la exploración cardíaca eran normales y se desconocía la causa de su disnea, se ordenó una prueba de provocación con metacolina. A continuación, se muestra la curva después de cinco respiraciones de 25 mg/mL de metacolina. Hubo una disminución del 55% del VEF_1 asociada con una opresión torácica y una disnea leve similar a la que la paciente había estado experimentando.

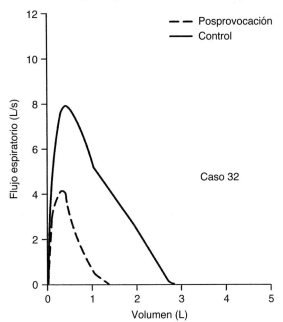

Una característica interesante es el desplazamiento paralelo de la curva posprovocación con metacolina, que da lugar a un cociente VEF_1/CVF del 90% a pesar de la broncoconstricción grave. Además, la medición de la resistencia de las vías respiratorias durante la parte inicial de la prueba no detectó ninguna anomalía. La pendiente ligeramente aumentada de la curva de control y la CPT baja-normal podrían plantear la posibilidad de una fibrosis pulmonar leve, pero, por supuesto, la DLCO normal representa un argumento en contra de ello. De hecho, se trata de un ejemplo de asma asintomática caracterizado principalmente por una disminución del VEF_1 y de la CVF y un cierto aumento de la pendiente de la curva de flujo-volumen, es decir, un *patrón inespecífico*.

Subraya la falacia de utilizar el cociente VEF_1/CVF como único criterio para determinar la presencia de los trastornos obstructivos.

Interpretación: «La función pulmonar basal muestra reducciones leves e inespecíficas de la CVF y el VEF_1, con una CPT y un cociente VEF_1/CVF normales. La DLCO es normal. No hubo respuesta inmediata al broncodilatador. La prueba posterior de provocación con metacolina fue positiva».

CASO 33

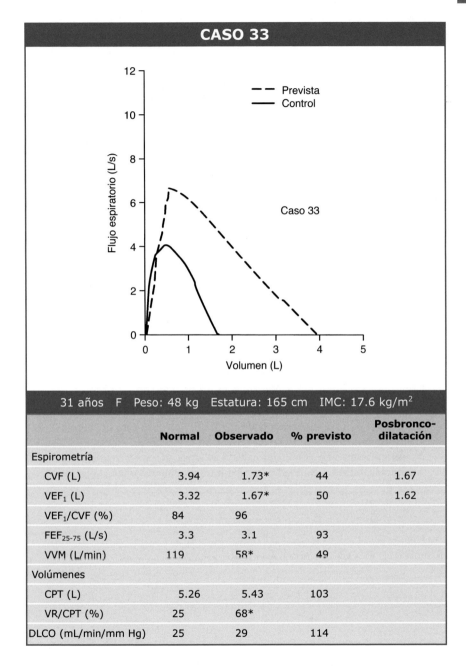

Caso 33

31 años   F   Peso: 48 kg   Estatura: 165 cm   IMC: 17.6 kg/m²

	Normal	Observado	% previsto	Posbronco-dilatación
Espirometría				
CVF (L)	3.94	1.73*	44	1.67
VEF₁ (L)	3.32	1.67*	50	1.62
VEF₁/CVF (%)	84	96		
FEF₂₅₋₇₅ (L/s)	3.3	3.1	93	
VVM (L/min)	119	58*	49	
Volúmenes				
CPT (L)	5.26	5.43	103	
VR/CPT (%)	25	68*		
DLCO (mL/min/mm Hg)	25	29	114	

Preguntas

1. ¿Cómo interpretaría esta prueba?

2. ¿La curva de flujo-volumen y los datos de la prueba sugieren la necesidad de otras pruebas?

CASO 33

Respuestas

1. Existe una limitación ventilatoria significativa (es decir, pérdida del área bajo la curva de flujo-volumen). La curva es pronunciada, pero la CPT y la capacidad de difusión normales descartan un proceso restrictivo del parénquima pulmonar. En este punto, este caso puede clasificarse como un *patrón inespecífico*.

2. No hay hallazgos que sugieran una lesión de las vías respiratorias principales. Sin embargo, otra posible causa de dicho patrón es un problema neuromuscular. Se deben determinar las presiones respiratorias máximas para evaluar la fuerza de los músculos respiratorios.

Los valores son los siguientes:

	Normal	Paciente	Porcentaje normal
$PI_{máx}$ (cm H_2O)	−88	−26	30
$PE_{máx}$ (cm H_2O)	154	35	23

La paciente tiene esclerosis lateral amiotrófica grave. La debilidad muscular condujo a la disminución de la CVF, el VEF_1 y la VVM y al aumento del cociente VR/CPT. De manera sorprendente, se mantuvo una CPT normal. Compare a este paciente con el del caso 28 (p. 191), un ejemplo menos grave de debilidad muscular.

Interpretación: «Estudio anómalo. La CVF y el VEF_1 están reducidos de forma moderada a grave en un patrón inespecífico, con una CPT y un cociente VEF_1/CVF normales. Las bajas presiones respiratorias máximas indican debilidad muscular o un desempeño deficiente».

CASO 34

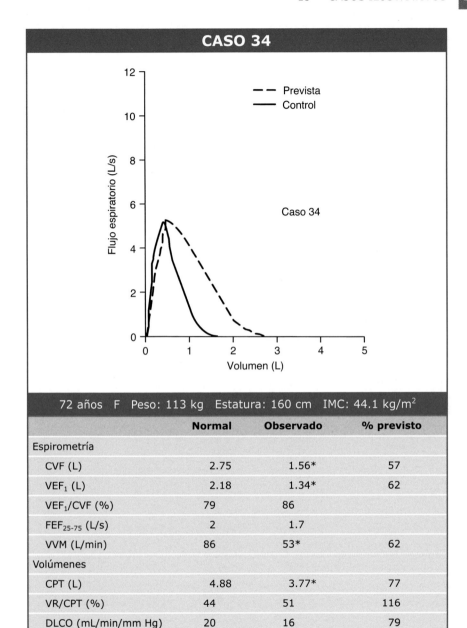

72 años   F   Peso: 113 kg   Estatura: 160 cm   IMC: 44.1 kg/m^2

	Normal	Observado	% previsto
Espirometría			
CVF (L)	2.75	1.56*	57
VEF$_1$ (L)	2.18	1.34*	62
VEF$_1$/CVF (%)	79	86	
FEF$_{25-75}$ (L/s)	2	1.7	
VVM (L/min)	86	53*	62
Volúmenes			
CPT (L)	4.88	3.77*	77
VR/CPT (%)	44	51	116
DLCO (mL/min/mm Hg)	20	16	79

Preguntas

1. ¿Cuál es su interpretación de los resultados de las pruebas de esta mujer no fumadora de 72 años de edad?

CASO 34

Respuestas

1. Se trata de un proceso restrictivo basado en la leve reducción de la CPT. La desproporcionada disminución moderada de la CVF indica un proceso restrictivo complejo. La DLCO normal es un argumento en contra de un proceso parenquimatoso grave como causa de la restricción. Por lo tanto, la restricción es extrapulmonar y muy probablemente se deba a la obesidad (el IMC es de 44.1 kg/m^2). Este caso contrasta con el caso 22 (p. 177), en el que una obesidad aún mayor no provocó ninguna reducción de la CVF y, presumiblemente, ningún cambio en la CPT. En promedio, la obesidad produce una reducción del 5% de la CVF por cada aumento de 5 unidades del IMC, pero el efecto es muy variable. Puede ser marcado, como en este caso, o insignificante, como en el caso 22.

Interpretación: «Estudio anómalo. Proceso restrictivo complejo. La leve reducción de la CPT indica un proceso restrictivo. La reducción desproporcionada de la CVF en relación con la CPT sugiere un proceso adicional, que puede incluir la limitación de la pared torácica (posiblemente relacionada con la obesidad), la debilidad muscular, el desempeño deficiente o la obstrucción asintomática. La DLCO está en el rango bajo-normal, lo que es un argumento en contra de un proceso restrictivo parenquimatoso significativo».

CASO 35

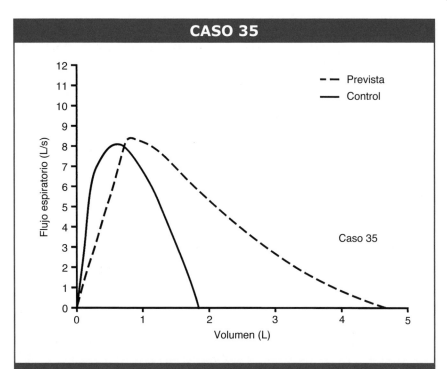

77 años   M   Peso: 68 kg   Estatura: 182 cm   IMC: 20.5 kg/m²

	Normal	Observado	% previsto
Espirometría			
CVF (L)	4.72	1.83*	39
VEF₁ (L)	3.53	1.83*	52
VEF₁/CVF (%)	75	99.7	
FEF₂₅₋₇₅ (L/s)	2.8	6.1	216
VVM (L/min)	126	93*	74
Volúmenes			
CPT (L)	7.16	4.75*	66
VR/CPT (%)	34	61*	179
DLCO (mL/min/mm Hg)	25	15*	60

Comentarios

La CVF está gravemente reducida, pero la CPT solo está un poco disminuida, lo que constituye un patrón restrictivo complejo. No hay indicios de obstrucción ni respuesta al broncodilatador. La saturación de oxígeno es normal en reposo y durante el ejercicio. La forma de la curva de flujo-volumen, el decremento de la CPT y la DLCO y el elevado cociente VEF_1/CVF son compatibles con un proceso restrictivo del parénquima, como la fibrosis. Sin embargo, la disminución desproporcionada de la CVF y la oximetría normal son atípicas. El paciente tenía insuficiencia cardíaca congestiva con derrames pleurales bilaterales. La insuficiencia cardíaca congestiva puede simular una fibrosis pulmonar. Contraste este caso con el caso 24 (p. 182). La insuficiencia cardíaca congestiva puede presentarse con una variedad de patrones de función pulmonar que incluyen la restricción, la obstrucción o ambas. Los casos restrictivos pueden ser simples o complejos. Para revisar las causas de la restricción, consulte el capítulo 12.

Interpretación: «Estudio anómalo. Proceso restrictivo complejo. La leve reducción de la CPT y la leve a moderada disminución asociada de la DLCO sugieren un proceso restrictivo del parénquima pulmonar. La reducción desproporcionada de la CVF, en relación con la CPT, sugiere un proceso adicional que puede incluir la limitación de la pared torácica, la debilidad neuromuscular, el desempeño deficiente o la obstrucción asintomática».

CASO 36

Comentarios y preguntas

El paciente es un hombre de 91 años de edad con un IMC de 31 kg/m^2. Es un exfumador de 35 años-paquete con disnea grave.

1. ¿El paciente presenta una limitación ventilatoria? ¿La curva de flujo-volumen es normal?

2. ¿Esto significa que sus pulmones no están dañados por el hábito tabáquico? ¿Hay alguna otra anomalía?

3. ¿Cómo debe interpretarse esto?

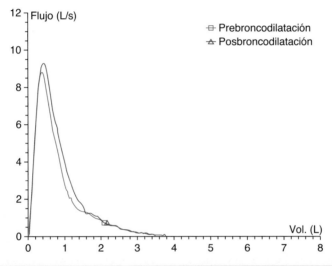

91 años   M   Peso: 90.7 kg   Estatura: 170.6 cm   IMC: 31 kg/m^2

	Previsto	Normal	Control	Porcentaje previsto	Posbronco- dilatación	Porcentaje de variación
Espirometría						
CVF (L)	3.21	2.24	3.44	107	3.74	+9
VEF$_1$ (L)	2.34	1.55	2.05	88	2.15	+5
VEF$_1$/CVF (%)	73.9	57.5	59.6		57.5*	−3
Volúmenes						
CPT (L)	6.55	5.40	6.55	100		
VR/CPT (%)	49	58	48	97		
DLCO (mL/min/ mm Hg)	20.1	12.1	4.9*	24		
Saturación de O$_2$ en reposo			85			

CASO 36

Respuestas

1. No hay una limitación ventilatoria definida. El cociente VEF_1/CVF es ligeramente anómalo solo después de la administración de un broncodilatador. Observe que el límite inferior del cociente VEF_1/CVF es bastante bajo a esta edad, un reflejo del envejecimiento normal en la mecánica pulmonar. La curva de flujo-volumen muestra bastante curvatura, pero a los 91 años eso no representa una anomalía.

2. Aunque la espirometría y los volúmenes pulmonares son normales, el intercambio de gases está muy deteriorado.

3. La radiografía de tórax sugirió, y la tomografía computarizada confirmó, que este paciente tiene tanto enfisema grave como fibrosis pulmonar. Por lo tanto, el suyo es un caso de fibrosis pulmonar y enfisema combinados. Se trata principalmente de un trastorno del parénquima pulmonar, a diferencia de un trastorno vascular pulmonar. La pérdida de retracción elástica, causada por el enfisema, se contrarresta con el aumento de la retracción elástica de la fibrosis pulmonar, equilibrando la mecánica pulmonar para obtener una espirometría normal con una anomalía grave en el intercambio de gases.

Interpretación: «Estudio anómalo. Hay una reducción grave aislada de la DLCO, compatible con un proceso pulmonar vascular o parenquimatoso. La espirometría y los volúmenes pulmonares son normales, sin respuesta inmediata al broncodilatador».

CASO 37

Comentarios y preguntas

Se trata de un hombre de 73 años de edad con disnea tras una larga hospitalización por endocarditis infecciosa.

1. ¿Cuál es la anomalía principal? ¿Cómo interpretaría la prueba?

2. ¿Clasificaría la anomalía como leve, moderada o grave?

3. La interpretación inicial fue: «Fisiología restrictiva leve sin respuesta significativa al broncodilatador. La capacidad de difusión, ajustada para la hemoglobina, está reducida». ¿Está de acuerdo?

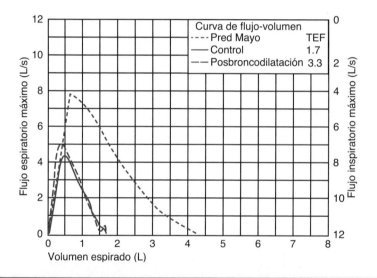

Curva de flujo-volumen
- - - Pred Mayo   TEF
——— Control   1.7
— — Posbroncodilatación 3.3

73 años   M   Peso: 64.4 kg   Estatura: 174.9 cm   IMC: 21 kg/m^2

	Previsto	Normal	Control	Porcentaje previsto	Posbronco-dilatación	Porcentaje de variación
Espirometría						
CVF (L)	4.24	3.40	1.63*	38	1.62*	−1
VEF$_1$ (L)	3.24	2.56	1.54*	48	1.47*	−5
VEF$_1$/CVF (%)	76.4	67.2	94.7		90.9	
Volúmenes						
CPT (L)	6.60	5.23	4.38*	66		
VR/CPT (%)	35.8	46.9	63*	176		
DLCO (mL/min/mm Hg)	25.0	17.0	5.4*	22		

CASO 37

Respuestas

1. El paciente tenía una endocarditis infecciosa previa y una valvulo-plastia complicada por insuficiencia cardíaca biventricular, hipertensión pulmonar, engrosamiento pleural crónico, miopatía residual por enfermedad crítica y sospecha de aspiración. Tiene un proceso restrictivo. Se ajusta a lo que hemos descrito como el patrón «restrictivo complejo» (*véanse* cap. 3, secc. 3H, p. 34 y cap. 14), en el que la CPT está reducida con un cociente VEF_1/CVF normal, pero la CVF disminuye aún más, al menos en un 10% de lo previsto. En los pacientes con este patrón, suele haber «algo más» en lugar de, o además de, un proceso restrictivo típico.

2. La CPT solo se reduce leve o moderadamente (según el algoritmo de clasificación que se utilice). Por el contrario, la CVF está gravemente disminuida, mientras que la DLCO está muy gravemente reducida. Esto ilustra el problema de este patrón y la razón para llamarlo «complejo».

3. Llamar a esto «leve» deja de lado la grave reducción de la capacidad ventilatoria indicada por la CVF baja y la muy grave anomalía en el intercambio de gases indicada por la DLCO. La interpretación no reconoce la gravedad de la anomalía. El paciente murió menos de 1 año después de la prueba. La interpretación tampoco clasifica la gravedad de la anomalía en el intercambio de gases. Nunca ha habido controversia sobre los puntos de corte para clasificar la gravedad de la anomalía de la DLCO. No nombrar la gravedad de una anomalía de la DLCO es un perjuicio para el médico que lo solicita y para el paciente.

Interpretación: «Trastorno restrictivo anómalo y complejo. Hay indicios de un proceso restrictivo del parénquima pulmonar por la leve reducción de la CPT y la grave disminución asociada de la DLCO. Las reducciones desproporcionadamente graves de la capacidad vital y del VEF_1, en relación con la CPT, sugieren un proceso adicional, el cual podría incluir la restricción de la pared torácica, la debilidad muscular, el desempeño deficiente o la obstrucción asintomática. No hay respuesta aguda al broncodilatador. El paciente es incapaz de exhalar durante 6 s o más, lo que puede contribuir a la reducción de la CVF».

CASO 38

Preguntas

1. ¿Esta mujer de 20 años de edad tiene limitación ventilatoria?

2. ¿Los valores de las pruebas apoyan su impresión?

3. ¿Es normal la configuración de la curva de flujo-volumen?

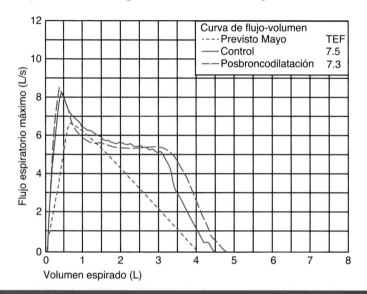

20 años   F   Peso: 90.7 kg   Estatura: 170.6 cm   IMC: 31 kg/m^2

	Previsto	Normal	Control	Porcentaje previsto	Posbronco-dilatación	Porcentaje de variación
Espirometría						
CVF (L)	3.99	3.25	4.47	112	4.71	+5
VEF$_1$ (L)	3.47	2.92	4.07	112	4.29	+5
VEF$_1$/CVF (%)	87.0	75.9	91.1		91.1	
DLCO (mL/min/mm Hg)	25.0	17.0	25.4	99		
VA (mL)	4.80	3.83	4.99	104		

CASO 38

Respuestas

1. No hay limitación ventilatoria.

2. Todos los valores de las pruebas son normales.

3. En la mayor parte de la capacidad vital, el flujo disminuye de forma relativamente gradual y constante. Sin embargo, a los 3 L de volumen espirado hay una «rodilla» en la curva después de la cual el flujo disminuye más rápidamente. Este contorno no es causado por una lesión de las vías respiratorias principales, sino que es una variante normal que se presenta sobre todo en los jóvenes no fumadores, especialmente en las mujeres. Esta paciente nunca había fumado. Esta forma se debe a la transición del punto de limitación del flujo que se desplaza periféricamente a medida que disminuyen los volúmenes pulmonares. La «rodilla» representa el volumen pulmonar en el que el punto de limitación del flujo se desplaza hacia los bronquios principales, y luego más hacia la periferia a medida que decrece el volumen pulmonar. Esto se llama *meseta traqueal*. Puede considerarse un signo de que se tiene vías respiratorias periféricas sanas (*véase* fig. 2-6H, p. 14). Curiosamente, esta paciente tiene fibrosis quística con una función pulmonar normal en el momento de esta prueba. Ha tenido algunos episodios de «taponamiento mucoso», pero, con un cuidado intensivo en un centro de atención de la fibrosis quística, ha mantenido una función estable durante los 6 años desde la realización de esta prueba (la CVF tampoco ha cambiado).

Este caso también ilustra una regla de comprobación que utilizamos en nuestro laboratorio. Si al paciente se le ordena una «prueba de función pulmonar completa» y tiene una espirometría normal y un volumen alveolar (VA) normal, como le ocurre a esta paciente, las mediciones de los volúmenes pulmonares se anulan a menos que el proveedor ordene una «CPT obligatoria», con lo que se ahorra al paciente el costo de una prueba innecesaria. Tenga en cuenta que el VA es una medida de la CPT. Como prueba de dilución de gas de una sola respiración, puede subestimar, pero rara vez sobreestimar, la CPT.

Interpretación: «Espirometría y DLCO normales sin respuesta inmediata al broncodilatador. La forma de la curva de flujo-volumen es una variante normal».

CASO 39

Preguntas

1. ¿Qué tipo de limitación ventilatoria tiene esta mujer? ¿Obstrucción? ¿Restricción? ¿Algo más? ¿Cómo describiría este patrón?

2. ¿Cuáles son las causas probables de este patrón?

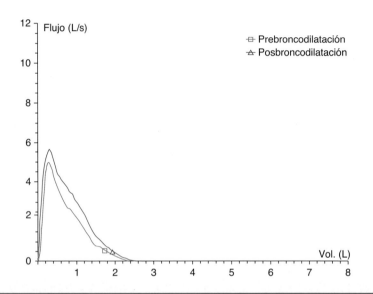

53 años F Peso: 144.4 kg   Estatura: 164 cm   IMC: 54 kg/m2

	Previsto	Normal	Control	Porcentaje previsto	Posbronco-dilatación	Porcentaje de variación
Espirometría						
CVF (L)	3.43	2.11	2.37*	69	2.51*	+6
VEF$_1$ (L)	2.73	2.11	1.72*	63	1.91*	+5
VEF$_1$/CVF (%)	80.0	68.7	72.6		76.3	
VVM (L/min)	102	69	72	71		
Volúmenes						
CPT (L)	5.03	4.05	4.40	87		
VR/CPT (%)	37	47	41	111		
DLCO (mL/min/mm Hg)	22.6	16.1	16.2	72		
Saturación de O$_2$ en reposo			95			

CASO 39

Respuestas

1. La paciente presenta reducciones leves tanto del VEF_1 como de la CVF con un cociente VEF_1/CVF normal, lo cual no indica obstrucción. Esto se ajusta al patrón descrito como *alteraciones de la espirometría con el cociente conservado* (AECC) por los investigadores de COPDGene. La mitad de los pacientes con este patrón tienen restricción, pero la otra mitad tienen presentan una CPT normal, como esta paciente. Por lo tanto, esto también coincide con el «patrón inespecífico» descrito en el capítulo 3, sección G (p. 34).

2. La mayoría de los pacientes con este patrón son obesos, como esta paciente. La mayoría presenta indicios de enfermedad obstructiva de las vías respiratorias, como la enfermedad pulmonar obstructiva crónica o el asma, a pesar del cociente VEF_1/CVF normal. Las anomalías de la pared torácica y la debilidad neuromuscular también son factores usuales que contribuyen a ello.

Esta mujer de 53 años de edad tiene una vasculitis asociada con anticuerpos contra el citoplasma de neutrófilos (ANCA) tratada con esteroides y medicamentos inmunosupresores. Tiene tos y disnea y un infiltrado focal en el lóbulo inferior derecho. La broncoscopia con lavado broncoalveolar no mostró hallazgos de infección oportunista ni anomalías endobronquiales ni obstrucción de las vías respiratorias centrales. La paciente es obesa (con un IMC de 54 kg/m^2) y tiene apnea obstructiva del sueño. Su leve patrón inespecífico probablemente esté relacionado con su obesidad. La opacidad en vidrio esmerilado puede contribuir a la reducción de la CVF y el VEF_1, pero no lo suficiente como para causar una reducción significativa de la CPT o la DLCO. La broncoscopia normal no reveló ningún hallazgo de colapso o estenosis de las vías respiratorias, y aunque la VVM normal es alentadora, valdría la pena obtener los flujos inspiratorios en algún momento.

Interpretación: «Anomalía inespecífica. La CVF y el VEF_1 están ligeramente disminuidos en un patrón inespecífico, con una CPT y un cociente VEF_1/CVF normales. No hay respuesta inmediata al broncodilatador. La DLCO y la oximetría en reposo son normales. La paciente era incapaz de hacer ejercicio. La obesidad puede contribuir a la anomalía inespecífica».

CASO 40

El seguimiento anual de los cambios en la función pulmonar puede ayudar a identificar a las personas con una disminución acelerada debido al hábito tabáquico, las exposiciones ocupacionales u otras causas. Esta persona tiene una función pulmonar normal, la cual se mantiene estable durante 9 años de trabajo. La tasa estimada de disminución del VEF_1 es de -17 mL por año, lo cual es normal.

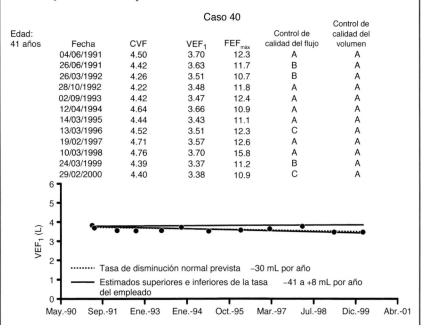

Caso 40

Fecha	CVF	VEF_1	$FEF_{máx}$	Control de calidad del flujo	Control de calidad del volumen
04/06/1991	4.50	3.70	12.3	A	A
26/06/1991	4.42	3.63	11.7	B	A
26/03/1992	4.26	3.51	10.7	B	A
28/10/1992	4.22	3.48	11.8	A	A
02/09/1993	4.42	3.47	12.4	A	A
12/04/1994	4.64	3.66	10.9	A	A
14/03/1995	4.44	3.43	11.1	A	A
13/03/1996	4.52	3.51	12.3	C	A
19/02/1997	4.71	3.57	12.6	A	A
10/03/1998	4.76	3.70	15.8	A	A
24/03/1999	4.39	3.37	11.2	B	A
29/02/2000	4.40	3.38	10.9	C	A

Edad: 41 años

········ Tasa de disminución normal prevista   –30 mL por año

——— Estimados superiores e inferiores de la tasa   –41 a +8 mL por año
del empleado

VEF_1 (L)

May.-90   Sep.-91   Ene.-93   Ene.-94   Oct.-95   Mar.-97   Jul.-98   Dic.-99   Abr.-01

(Este es un informe de tendencia real con datos de pruebas individuales. El control de calidad del flujo y el del volumen son grados de la calidad de la maniobra).

CASO 41

Esta persona, un fumador de 44 años de edad en el momento de su última prueba, está en un programa de protección respiratoria. Ha tenido un rápido deterioro de la función pulmonar durante 8 años. Su tasa estimada de disminución del VEF_1 es de -138 mL por año. Ya se ha desarrollado una leve obstrucción. Es muy probable que el paciente quede incapacitado antes de la jubilación, a menos que se tomen las medidas preventivas adecuadas.

Caso 41

Edad: 44 años	Fecha	CVF	VEF_1	$FEF_{máx}$	Control de calidad del flujo	Control de calidad del volumen
	16/12/1991	3.54	3.07	13.3	A	A
	19/11/1992	3.62	3.16	13.0	A	A
	14/04/1994	3.42	2.86	12.4	C	B
	22/07/1996	3.35	2.81	13.7	C	C
	22/08/1997	2.50	2.26	10.9	A	A
	14/09/1998	2.59	2.39	13.6	B	B
	29/02/2000	2.10	1.95	11.4	C	C

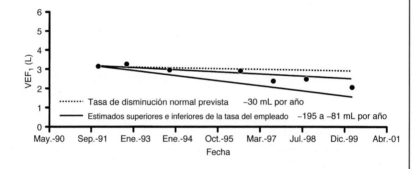

Tasa de disminución normal prevista   –30 mL por año
Estimados superiores e inferiores de la tasa del empleado   –195 a –81 mL por año

CASO 42

Puede ser necesario un control más frecuente para las personas con una función pulmonar lábil, como las que padecen asma, y para las personas con lesiones pulmonares o trasplante de pulmón. Esta tendencia muestra la mejoría gradual de la función pulmonar de un empleado de una planta química que estuvo muy expuesto al cloro en un accidente industrial. La función pulmonar mejoró rápidamente durante el primer mes después de su lesión, y luego de manera lenta durante los 5 años siguientes.

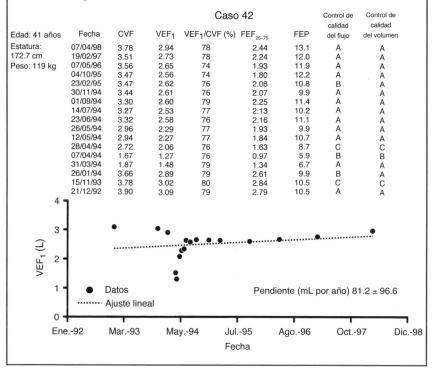

Caso 42

Edad: 41 años	Fecha	CVF	VEF$_1$	VEF$_1$/CVF (%)	FEF$_{25-75}$	FEP	Control de calidad del flujo	Control de calidad del volumen
Estatura:	07/04/98	3.78	2.94	78	2.44	13.1	A	A
172.7 cm	19/02/97	3.51	2.73	78	2.24	12.0	A	A
Peso: 119 kg	07/05/96	3.56	2.65	74	1.93	11.9	A	A
	04/10/95	3.47	2.56	74	1.80	12.2	A	A
	23/02/95	3.47	2.62	76	2.08	10.8	B	A
	30/11/94	3.44	2.61	76	2.07	9.9	A	A
	01/09/94	3.30	2.60	79	2.25	11.4	A	A
	14/07/94	3.27	2.53	77	2.13	10.2	A	A
	23/06/94	3.32	2.58	76	2.16	11.1	A	A
	26/05/94	2.96	2.29	77	1.93	9.9	A	A
	12/05/94	2.94	2.27	77	1.84	10.7	A	A
	28/04/94	2.72	2.06	76	1.63	8.7	C	C
	07/04/94	1.67	1.27	76	0.97	5.9	B	B
	31/03/94	1.87	1.48	79	1.34	6.7	A	A
	26/01/94	3.66	2.89	79	2.61	9.9	B	A
	15/11/93	3.78	3.02	80	2.84	10.5	C	C
	21/12/92	3.90	3.09	79	2.79	10.5	A	A

Datos
Ajuste lineal
Pendiente (mL por año) 81.2 ± 96.6

CASO 43

Esta tendencia de un paciente que se sometió a un trasplante de pulmón muestra una mejoría gradual a lo largo de 2 meses, y luego un episodio de rechazo, el cual fue tratado con éxito 7 meses después del trasplante. Los valores indicados con una «X» se eliminaron del análisis porque eran valores atípicos causados por un elemento de flujo húmedo (*véase* caso 45, p. 226).

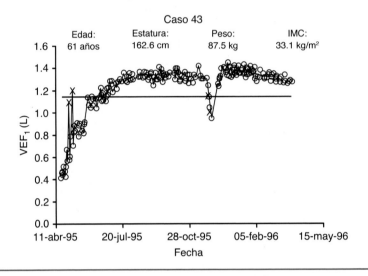

CASO 44

Esta tendencia muestra el deterioro progresivo de la función de un paciente con bronquiolitis obliterante tras un trasplante de pulmón.

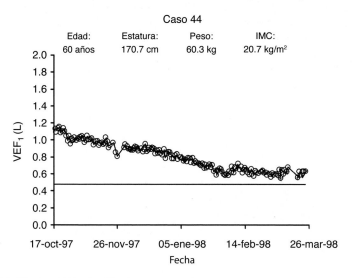

Caso 44

CASO 45

Esta tendencia es muy variable, con frecuentes «picos» que muestran aumentos artificiales del VEF_1. Estos se debieron al uso por parte del paciente de un sensor de flujo de espirómetro húmedo. La humedad aumenta la resistencia al flujo del elemento, dando un aumento de la presión de conducción y provocando una sobreestimación de su VEF_1. Los valores indicados con una «X» se eliminaron del análisis porque eran valores atípicos causados por un elemento de flujo húmedo. Después de que el paciente recibiera instrucciones sobre el cuidado adecuado del espirómetro, se eliminó el artefacto.

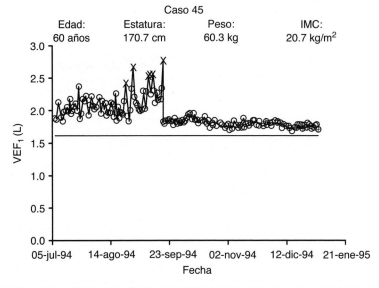

Caso 45

Edad:	Estatura:	Peso:	IMC:
60 años	170.7 cm	60.3 kg	20.7 kg/m²

Tipos de casos

Caso	Título	Página
1	Variante normal de la curva de flujo-volumen en un no fumador	128
2	Enfisema clásico	130
3	Enfermedad pulmonar obstructiva crónica grave con reducción de la DLCO	133
4	Bronquitis crónica clásica	135
5	Obstrucción grave en la linfangioleiomiomatosis	138
6	Enfisema, insuficiencia de antitripsina α_1	141
7	Bronquitis crónica	143
8	Linfangioleiomiomatosis	145
9	Lesión fija de las vías respiratorias principales: granulomatosis con poliangitis	147
10	Lesión variable de las vías respiratorias principales intratorácicas con una capacidad vital inspiratoria mucho mayor que la CVF	150
11	Lesión de las vías respiratorias principales: variable extratorácica	154
12	Lesión fija de las vías respiratorias principales, reparada	156
13	Anomalía en dientes de sierra	158
14	Asma	160
15	Obesidad y asma con patrón inespecífico	162
16	Patrón inespecífico con resultado positivo en la prueba de provocación con metacolina	165
17	Curva de flujo-volumen variable durante la prueba de provocación con metacolina	167
18	Broncoespasmo inducido por la CVF	169
19	Seudoasma debida a obesidad	171
20	Fibrosis pulmonar clásica	173
21	Escoliosis: predicción con el uso de la envergadura del brazo en lugar de la estatura	175
22	Obesidad con poco efecto en la curva de flujo-volumen	177
23	Reducción de la DLCO debida a esclerodermia	179
24	Insuficiencia cardíaca congestiva	182
25	Reducción aislada de la DLCO	185
26	Aumento de la DLCO debido a una derivación de izquierda a derecha	187
27	Desaturación debida a hepatopatía con ortodesoxia	189
28	Debilidad de los músculos respiratorios	191

Plantilla de interpretación de la función pulmonar

CIUDAD XXXX

(Prueba realizada en el Sistema de Salud de la Clínica Mxxx en la ciudad XXXX, interpretada en la Clínica Mxxx Rxxxx.)

MODIFICADO

(Informe modificado) 00/00/2019.

NO SE PUEDE REALIZAR LA INTERPRETACIÓN

El paciente no pudo realizar maniobras aceptables y repetibles, por lo que los resultados pueden subestimar la verdadera función pulmonar.

INTERPRETACIÓN DIFÍCIL DE REALIZAR

El paciente tuvo dificultades para llevar a cabo las maniobras, por lo que los resultados pueden subestimar la verdadera función pulmonar.

INTERPRETACIÓN CON TOS

El paciente tuvo dificultades para realizar las maniobras debido a la tos. Esto puede dar lugar a una subestimación del VEF_1.

ESPIRO NORMAl

Espirometría normal.

ESPIRO Y BD NORMALES

La espirometría es normal sin respuesta inmediata al broncodilatador.

ESPIRO Y DLCO NORMALES

Espirometría y DLCO normales.

ESPIRO, VOL. Y DLCO NORMALES

Espirometría, volúmenes pulmonares y DLCO normales.

MESETA TRAQUEAL

La prominente «meseta traqueal» en la curva de flujo-volumen probablemente sea una variante normal.

CVF CON ABANDONO

La CVF se subestima debido a la terminación prematura del esfuerzo espiratorio.

REALIZAR VVM

La VVM baja puede ser resultado de la debilidad muscular o de la obstrucción de las vías respiratorias superiores, pero lo más probable es que se deba a un desempeño deficiente.

ESPIRO CON PATRÓN INESPECÍFICO

Prueba anómala. La CVF y el VEF_1 están ligeramente reducidos en un patrón inespecífico.

OLN

Obstrucción en el límite de la normalidad.

OL

Prueba anómala. Obstrucción leve.

OM

Prueba anómala. Obstrucción moderada.

OG

Prueba anómala. Obstrucción grave.

OMG

Prueba anómala. Obstrucción muy grave.

ESPIRO MIX

Prueba anómala. Obstrucción leve, moderada o grave con capacidad vital reducida. La capacidad vital baja puede ser causada por el atrapamiento de aire, pero no se puede descartar un proceso restrictivo superpuesto sin la medición de los volúmenes pulmonares.

ATRAPAMIENTO DE AIRE EN LA ESPIRO

Prueba anómala. Obstrucción leve, moderada o grave con reducción de la capacidad vital (esta última se ha demostrado previamente que es causada por el atrapamiento de aire, no por la restricción superpuesta).

DÉBIL

La VVM y la presión respiratoria, inspiratoria o espiratoria máxima están reducidas, lo que es compatible con la debilidad muscular o el desempeño deficiente.

Sin embargo, la VVM o la presión respiratoria, inspiratoria o espiratoria máxima es normal.

OETV

Los flujos inspiratorios se reducen en relación con los flujos espiratorios, y la VVM también se reduce de forma desproporcionada con respecto al VEF_1, lo que indica una obstrucción extratorácica (de las vías respiratorias superiores) variable, debilidad muscular o un desempeño deficiente.

FLUJO INSP. NORMAL

Los flujos inspiratorios están relativamente conservados.

OITV

Los flujos espiratorios están reducidos en relación con los flujos inspiratorios, y la forma de la curva de flujo-volumen espiratoria sugiere un proceso obstructivo de las vías respiratorias centrales.

FIJO

Los flujos inspiratorio y espiratorio están reducidos, y la forma de las curvas de flujo-volumen indica un proceso obstructivo fijo de las vías respiratorias centrales.

EN DIENTES DE SIERRA

La configuración en dientes de sierra de la curva de flujo-volumen indica tejido excedente en las vías respiratorias superiores.

Esto se correlaciona con los ronquidos y puede ser predictivo de la apnea obstructiva del sueño.

VOL. NORMAL

Con volúmenes pulmonares normales.

ATRAPAMIENTO DE AIRE

Con atrapamiento de aire.

HIPER

Con hiperinsuflación.

BD

Los flujos mejoran después de la administración del broncodilatador.

COMENTARIO SOBRE LA BD

Los flujos mejoran después de la administración del broncodilatador, lo que sugiere un elemento de obstrucción reversible.

CVF POS-BD

La mejoría de la capacidad vital tras la administración del broncodilatador indica una reducción del atrapamiento de aire.

ESPIRO NORMAL POS-BD

Aunque no hay evidencia clara de obstrucción, la mejoría de los flujos tras la administración del broncodilatador sugiere un proceso obstructivo reversible.

GRAN MEJORÍA DE FLUJOS POS-BD

Hay una gran mejoría en los flujos después de la administración del broncodilatador.

BD SIN RESPUESTA INMEDIATA

No hay respuesta inmediata al broncodilatador.

MEJORÍA MÍNIMA DE FLUJOS POS-BD

La mejoría de los flujos es mínima después de la administración del broncodilatador.

INTERPRETACIÓN DE LA BD

La respuesta aparente al broncodilatador puede indicar un elemento de obstrucción reversible, pero lo más probable es que represente un mejor desempeño.

PPM POS

Prueba de provocación con metacolina positiva. La función pulmonar de referencia muestra _____.

Los flujos mejoran hacia los valores de referencia después de la administración del broncodilatador.

PPM NEG

Prueba de provocación con metacolina negativa. La función pulmonar de referencia muestra _____.

La disminución del VEF_1 tras la administración de la metacolina es compatible con la capacidad de respuesta normal de las vías respiratorias.

PPM EN EL LN

Prueba de provocación con metacolina en el límite de la normalidad. La función pulmonar de referencia muestra _____.

La reducción del VEF_1 tras la administración de la metacolina no cumple los criterios de una prueba positiva, pero puede indicar hiperreactividad leve de las vías respiratorias.

ESFUERZO POS

Prueba de esfuerzo positiva. La función pulmonar de referencia muestra _____.

Los flujos mejoran hacia los valores de referencia después de la administración del broncodilatador.

ESFUERZO NEG

Prueba de esfuerzo negativa. La espirometría de referencia muestra _____.

ESPIRO INESPECÍFICA

Prueba anómala. La CVF y el VEF_1 están poco reducidos en un patrón inespecífico. La posibilidad de un proceso restrictivo podría evaluarse más a fondo midiendo los volúmenes pulmonares, si está clínicamente indicado.

INESPECÍFICO

Prueba anómala. La CVF y el VEF_1 están reducidos de forma leve, moderada o grave

en un patrón inespecífico con una CPT, un cociente VEF_1/CVF y una resistencia de las vías respiratorias normales.

NO OBSTRUCTIVO

El aumento de la resistencia de las vías respiratorias, la forma de la curva de flujo-volumen y la respuesta al broncodilatador sugieren un proceso obstructivo parcialmente reversible.

RESTRICTIVO

Prueba anómala. Proceso restrictivo del parénquima pulmonar sugerido por las reducciones leves, moderadas o graves de los volúmenes pulmonares y la reducción leve, moderada o grave asociada de la DLCO (tras el ajuste para la hemoglobina baja).

COMPLEJO

Restricción compleja. Proceso restrictivo sugerido por la reducción leve, moderada o grave de la CPT. La desproporcionada reducción leve, moderada o grave de la capacidad vital y del VEF_1, en relación con la CPT, sugiere un proceso adicional, que podría incluir la limitación de la pared torácica, la debilidad muscular, el desempeño deficiente o la obstrucción asintomática.

MIX

Anomalía mixta leve, moderada o grave. La reducción leve, moderada o grave de la CPT sugiere un proceso restrictivo. La reducción desproporcionada del VEF_1 y el decremento del cociente VEF_1/CVF indican una obstrucción leve, moderada o grave superpuesta.

La DLCO es normal.

DLCO BAJA

La DLCO está leve, moderada o gravemente reducida, lo que es compatible con un enfisema u otro proceso pulmonar vascular o parenquimatoso.

DLCO BAJA AJUSTADA

La DLCO (ajustada o sin ajustar para la hemoglobina) está leve, moderada o gravemente reducida, lo que es compatible con un proceso pulmonar parenquimatoso o vascular o con anemia.

DL5

Aunque técnicamente es aceptable, la validez de la DLCO muy baja es incierta.

DL3

La DLCO no es notificable debido a que los resultados son técnicamente inciertos.

DLCO Y OXIMETRÍA NORMALES

La DLCO (ajustada o sin ajustar para la hemoglobina) y la oximetría son normales.

DLCO Y OXIMETRÍA EN REPOSO NORMALES-BAJAS

La DLCO (ajustada o sin ajustar para la hemoglobina) y la oximetría en reposo son normales. La saturación disminuye durante el ejercicio.

OXIMETRÍA NORMAL

La saturación de oxígeno es normal en reposo y durante el ejercicio.

OXIMETRÍA EN REPOSO NORMAL

La saturación de oxígeno es normal en reposo. El paciente era incapaz de hacer ejercicio.

OXIMETRÍA NORMAL-BAJA

La saturación de oxígeno es normal en reposo, pero disminuye durante el ejercicio.

OXIMETRÍA BAJA-BAJA

La saturación de oxígeno se reduce en reposo y disminuye aún más durante el ejercicio.

OXIMETRÍA MUY BAJA

La saturación de oxígeno se reduce notablemente en reposo. No se intentó realizar ejercicio.

TAQUI

Tomar en cuenta que el paciente estaba taquicárdico en reposo.

OTROS NORMALES

Los volúmenes pulmonares; la espirometría; los flujos inspiratorios; las presiones inspiratorias, espiratorias o respiratorias máximas; la DLCO; la oximetría en reposo; y la oximetría durante el ejercicio son normales.

COMPARACIÓN SIN NC

En comparación con la prueba realizada el 00/00/20XX, no ha habido ningún cambio.

COMPARACIÓN

En comparación con la prueba realizada el 00/00/20XX,
la CPT; la espirometría; la CVF; el VEF_1; la CVF y el VEF_1 prebroncodilatación; la CVF y el VEF_1 posbroncodilatación; los flujos inspiratorios; las presiones inspiratorias, espiratorias o respiratorias máximas; la DLCO; la oximetría en reposo; y la oximetría en reposo y durante el ejercicio
están
aumentadas/iguales/disminuidas.
han
mejorado/seguido iguales/disminuido.
Pero/Sin embargo,/Además,
la CPT; la espirometría; la CVF; el VEF_1; la CVF y el VEF_1 prebroncodilatación; la CVF y el VEF_1 posbroncodilatación; los flujos inspiratorios; las presiones inspiratorias, espiratorias o respiratorias máximas; la DLCO; la oximetría en reposo; y la oximetría en reposo y durante el ejercicio
están
aumentadas/iguales/disminuidas.
han
mejorado/seguido iguales/disminuido.
El aumento/La disminución de
la CPT; la espirometría; la CVF; el VEF_1; la CVF y el VEF_1 prebroncodilatación; la CVF y el VEF_1 posbroncodilatación; los flujos inspiratorios; las presiones inspiratorias, espiratorias o respiratorias máximas; la DLCO; la oximetría en reposo; y la oximetría en reposo y durante el ejercicio están dentro de la variabilidad de la medición.

HELIO FRENTE A PLETISMOGRAFÍA

El aparente aumento o la reducción de la CPT probablemente se deba a las diferencias en la técnica (dilución con helio frente a pletismografía).

Índice alfabético de materias

Nota: los números de página seguidos por *f* y *t* indican figuras y tablas, respectivamente.